LA DIETA
FLEXITARIANA

LA DIETA
FLEXITARIANA

∽∽

Disfruta las Ventajas
del Vegetarianismo…
¡sin Renunciar al Placer de la Carne!

Beatriz Rada Solórzano
Editorial Día Uno

Editorial Día Uno (EDU)

LA DIETA FLEXITARIANA

Disfruta las ventajas del vegetarianismo… ¡sin renunciar al placer de la carne!

Primera edición, 2015

ISBN: 978-0-9968963-0-6

Diseño de cubierta por Javier Febres (www.javierfebres.com)

Diseño interior por Victoria Miranda (www.vmirandaenriquez.com)

Editado por Awilda Cáez (awilda_caez@yahoo.com)

Foto de la autora por Alexa Photography (www.alexaphotographypr.com)

Adquiera ejemplares del libro en:
www.amazon.com
www.amazon.es

La autora está disponible para conferencias, seminarios y adiestramientos. Puede contactarla en: beatrizrada@dietaflexitariana.com

Este libro provee información general sobre nutrición y salud. No pretende ser una guía médica para atender casos particulares, ni reemplazar un tratamiento al que pueda estar sujeto el lector. Cada individuo es único, y lo que es aconsejable para el común, no necesariamente lo es para una persona específica. Por tal razón, consulte a su médico antes de implantar cualquiera de las recomendaciones contenidas en este texto. La editorial y la autora no se hacen responsables de cualquier daño, perjuicio o menoscabo que suceda a consecuencia de la implementación de la información que expone este libro.

TABLA DE CONTENIDOS

PRIMERA PARTE
La Dieta

1

"ELEMENTAL, MI QUERIDO WATSON"

Un asesino anda suelto. Mató a tres millones de personas en un solo año.[1] Las autoridades médicas advierten que, si no se hace algo pronto, los tentáculos de este homicida se expandirán, incrementando la magnitud de la tragedia. En muchos países, la mayor parte de los habitantes han caído en sus garras, exponiéndose a morir prematuramente. Es una crisis de salud sin precedentes. ¡Llegó el momento de desenmascarar al asesino! ¿Quién es este verdugo? Tal vez te sorprenda, es… ¡el exceso de peso!

Sí, el **sobrepeso**, y su hermana mayor, la **obesidad**, juegan un papel clave en el desarrollo de las enfermedades que causan el mayor número de muertes a nivel mundial.[2] Ambos se confabulan para robarte años de vida. A continuación verás las diferentes formas de matar que tiene este dúo, comenzando con su método predilecto: las enfermedades del corazón.[3]

Las enfermedades del corazón son la principal causa de muerte en el mundo.[4] Las personas que tienen exceso de peso tienen mayor riesgo de sufrirlas, ya que el sobrepeso y la obesidad elevan la presión arterial[5] y alteran las grasas sanguíneas,[6] lo que fomenta la formación de depósitos de colesterol que obstruyen las arterias.

No contentos con matarte del corazón, esta pareja maquiavélica se las ingenia para actuar como un asesino en serie, ya que provoca la mayor parte de los casos de diabetes,[7] una enfermedad que representa otra importante causa de muerte a nivel mundial. Antes de quitarles la vida a sus víctimas, infringe mucho dolor y ansiedad, al ocasionar ceguera, amputaciones, disfunción eréctil y fallo renal. Se espera que por culpa del sobrepeso y la obesidad, para el 2030 la cifra de diabéticos en el mundo se expanda a más de cuatrocientos millones,[8] lo que equivale a la población actual combinada de México, Estados Unidos y Canadá. Hasta hace poco, la diabetes estaba limitada a los países occidentales, pero se ha propagado al resto del mundo.[9] Debido a como se ha esparcido, los expertos catalogan este mal como una pandemia, es decir, una epidemia que se ha extendido a muchos países.

Como si fuese poco, este par insiste en ensañarse con sus víctimas, y, para sorpresa de todos, muestra un maligno as bajo su manga: el cáncer. Sí, el sobrepeso y la obesidad aumentan el riesgo de diferentes tipos de cáncer, como el de seno y colon.[10] Se teme que el exceso de peso, al igual que hizo con la diabetes, desate una epidemia de cáncer en este siglo.[11]

Lo anterior te enseña dos lecciones. Una de ellas es que el sobrepeso, y sobre todo la obesidad, incrementan el riesgo de sufrir los tres flagelos que más personas matan en el planeta. La otra lección, que a su vez representa una buena noticia dentro de un escenario tan devastador, es que combatiendo el exceso de peso, matas tres pájaros de un tiro, ya que disminuyes el riesgo de caer víctima de estas tres plagas modernas.

Pero tienes que actuar ya, para que no formes parte de las estadísticas. La epidemia de sobrepeso y obesidad estrangula el planeta. Antes del siglo veinte, el exceso de peso era inusual. Sin embargo, a partir de 1980 la epidemia se disparó.[12] Para ilustrar esta alarmante situación, mira lo ocurre en el mundo. En México, casi tres de cada cuatro adultos tienen exceso de peso,[13] mientras Estados Unidos libra una lucha cuerpo a cuerpo con los aztecas. La contienda, que se asemeja a la de dos luchadores de sumo, es cerrada, ya que dos de cada tres adultos estadounidenses tienen problemas con la báscula.[14] Por su parte, China, el país con mayor número de habitantes, y que hasta hace poco se ufanaba de tener una población delgada, también ha caído víctima de la epidemia.[15]

Por primera vez en la historia de la humanidad hay más personas sobrealimentadas que hambrientas.[16] Y ni los niños se salvan.[17] La prevalencia de sobrepeso en infantes ocasiona que estén padeciendo condiciones de salud nunca antes vistas en edades tempranas. Por ejemplo, la diabetes que antes era exclusiva de adultos, ahora también se manifiesta en los pequeños.[18] Además, se ha detectado que las arterias de niños obesos pueden exhibir la edad de un adulto de cuarenta y cinco años,[19] lo que explica por qué el sobrepeso en la infancia incrementa el riesgo de sufrir enfermedad cardiovascular en la adultez.[20]

De acuerdo a un artículo publicado en la prestigiosa revista médica, *The New England Journal of Medicine*, la magnitud de la epidemia, unida al aumento de las enfermedades que propicia, podría ocasionar una dantesca posibilidad: que en Estados Unidos haya una disminución de la expectativa de vida en la primera mitad de este siglo, lo que generaría la insólita situación que los hijos vivan menos que sus padres. Esto daría marcha atrás al incremento en la esperanza de vida lograda en los últimos siglos.[21]

¿Qué puedes hacer para defenderte de este panorama desolador de muerte prematura y deterioro de la calidad de vida? Antes que nada, identificar cuál es la raíz del problema, ya que una vez conozcas la causa, hallarás la solución. Para esto, el pasado provee la clave. Esta crisis no siempre existió. Es una anomalía vinculada a cambios recientes en el modo de vida.[22]

Estos cambios tuvieron efectos dramáticos, ya que modificaron la forma en que nos habíamos alimentado y ejercitado durante miles de años.[23] Por eso, para comprender nuestro presente, es preciso explorar nuestro pasado. En las próximas páginas, haremos un breve recuento de cómo el ser humano se alimentó, desde que empezó a poblar la tierra hasta nuestros días, a la vez que identificaremos los cambios que influyeron negativamente en su estilo de vida.

Érase una vez...

Transportémonos a tiempos remotos, hace treinta millones de años. Espesos bosques tropicales arropaban la tierra. Los primeros simios habitaban África, alimentándose de las frutas, las hojas y las flores del follaje de los árboles. Eran los antepasados lejanos de la familia de Primates que actualmente puebla la tierra, y que incluye a los orangutanes, los gorilas, los chimpancés, y nada más y nada menos que a nosotros, los humanos.[24]

Estos simios eran herbívoros: animales que se alimentaban de plantas.[25] Así fue hasta el último antepasado común que tuvimos con el resto de los Primates, el cual vivió hace alrededor de siete millones de años.[26] Este ancestro común se dividió en dos ramas. Una condujo a nosotros y la otra a los bonobos y chimpancés,[27] quienes tienen el grato privilegio de ser nuestros parientes más cercanos dentro del reino animal, al grado que compartimos con estos simios sobre un noventa y cinco por ciento de nuestra genética.[28] Esto quiere decir que cuando percibas alguna similitud con ellos... ¡no es pura coincidencia!

En la dieta de nuestros ancestros lejanos, las frutas y hojas silvestres jugaron un papel primordial.[29] Aún Luci, la especie bípeda antecesora nuestra, llamada así en honor a una canción de los Beatles,[30] y que tenía la singularidad de compartir atributos tanto simios como humanos,[31] todavía no comía carne.[32] Ella consumió la dieta del "Jardín del Edén", la dieta vegetal que nos acompañó en un principio.[33] Sin embargo, todo cambió con la llegada del género humano, hace dos millones de años, cuando comenzó la Edad de Piedra.

Los primeros integrantes de nuestro género utilizaron herramientas de piedra y se alimentaron de carroña, al incluir en su dieta sobras de animales cazados por otras especies.[34] Fue a partir de ahí que se tornaron omnívoros y se alimentaron no solo de plantas, sino también de animales.[35]

¿Qué dio lugar a este hecho trascendental? La expulsión del jardín. Los bosques tropicales se redujeron, debido a cambios climáticos que disminuyeron la lluvia y tornaron el clima seco y árido. Muchos bosques fueron sustituidos por sabanas, terrenos con grandes praderas y menor cantidad de árboles. Esto ocasionó que la cantidad de alimentos vegetales disminuyera, lo que obligó a los primeros humanos a adaptarse a este ambiente y suplementar su dieta con restos de animales de las sabanas africanas.[36] Posteriormente, perfeccionaron los instrumentos de piedra, dominaron el fuego y aprendieron a cazar en compañía de los miembros de su tribu. Aumentó la ingesta de carne, aunque las plantas continuaron formando parte importante de su dieta.[37]

Finalmente, hace aproximadamente cuarenta mil años, surgimos los hombres tal como existimos hoy día,[38] los más evolucionados de todos gracias a nuestro cerebro más avanzado. Aún con esta ventaja, tuvimos que superar muchos obstáculos. Por ser criaturas de la Edad de Piedra, teníamos una vida azarosa muy diferente a la actual. Nuestra prioridad era obtener comida para sobrevivir cada día.

Tal vez te preguntes cuál fue nuestra primera dieta. También querrás saber en qué se diferencia de la actual, y más importante aún, si tenemos algo útil que aprender de ella. Ven, vamos a conocerla.

La dieta Paleolítica

Imagina que necesitas ofrecerle alimento a tu familia. Te montas en un vehículo y sales a buscarlo. Tienes dinero, pero no, de nada sirve. No encuentras ningún supermercado, ningún restaurante, ni siquiera una pequeña cafetería. Sigues buscando sin éxito y de repente te adentras en un camino tortuoso en el que te quedas atascado. Continúas la búsqueda a pie. Recorres varios minutos y no ves nada. Luego pasa una hora, otra hora… y comienzas a desfallecer. Te das cuenta que tienes que modificar tu búsqueda. Que tienes que adaptarte a una nueva realidad.

Si en lugar de la comodidad de un establecimiento repleto de infinidad de alimentos lo único que encuentras es un campo con animales y plantas silvestres, ¿qué harás? Implementar la única opción que te queda: cazar y recolectar plantas. ¡Bienvenido a la Edad de Piedra! Suena extraño, pero sí, por muchísimo tiempo, esta forma de vida representó nuestra única fuente de alimento.[39]

En la Edad de Piedra, o lo que es lo mismo, el Paleolítico, fuimos cazadores-recolectores dedicados a obtener alimento, nómadas que nos trasladábamos de un lugar a otro en busca de comida. Vivíamos en pequeños grupos y dividíamos las tareas. Los hombres cazaban y las mujeres recolectaban frutas y vegetales.[40]

Éramos delgados y en general libres de las enfermedades crónicas que nos azotan. Rara vez sufríamos un ataque al corazón, diabetes o cáncer, males que hoy plagan la sociedad. Aunque teníamos una expectativa de vida corta, esto se debía principalmente a que no podíamos superar las infecciones que hoy dominamos. Si nos librábamos de estas y llegábamos a la edad adulta, muy pocas veces padecíamos las enfermedades crónicas que hoy vemos como normales, ya que nuestro estilo de vida nos protegía.[41]

Todos los alimentos recolectados y cazados en la Edad de Piedra provenían de plantas silvestres y de animales que se encontraban en su hábitat natural. La dieta se componía de alimentos integrales, naturales y frescos, incluyendo frutas, vegetales, tubérculos y frutos secos. Además, la carne jugaba un papel importante, sobre todo en invierno, cuando las plantas escaseaban. La carne provenía de animales que se alimentaban de forma silvestre y se mantenían en movimiento, lo que generaba carne magra con una composición nutricional más beneficiosa que la que consumimos hoy día.[42] Aunque no existe una única dieta que represente a todas las sociedades de cazadores-recolectores, ya que variaba de acuerdo a la disponibilidad de alimento que existía en el área que habitaba la tribu, hay consenso en que éramos omnívoros. En mayor o menor grado siempre incluíamos carne en la dieta.[43]

Lo que no formaba parte de la dieta eran los cereales y los lácteos. El arroz, el trigo, el maíz y otros cereales no vinieron a formar parte de nuestra alimentación hasta mucho tiempo después, cuando se descubrió la agricultura. De igual manera, la leche y el queso también los desconocíamos, ya que no fue hasta que aprendimos a domesticar animales, después del comienzo de la agricultura, que los comenzamos a ingerir.[44]

Como no conocíamos los cereales, no estábamos expuestos a los carbohidratos refinados que hoy comemos a diestra y siniestra. El arroz blanco, el pan blanco y el azúcar estaban excluidos de nuestra alimentación. El único endulzante que utilizábamos era la miel silvestre, pura y sin filtrar, la cual solo estaba disponible en algunas estaciones del año.[45] La sal era prácticamente inexistente.[46] La comida chatarra que actualmente nos enferma no existía. Además, el único líquido que tomábamos era agua.[47] ¿Refrescos o jugos endulzados? ¡Ni pensarlo!

Como cazadores-recolectores, no teníamos la comida al alcance de la mano. Teníamos que salir a buscarla, por lo que conseguir alimentos estaba ligado a la actividad física. El ejercicio no era opcional, sino que formaba parte central de nuestro estilo de vida.[48] Obtener comida requería invertir mucha energía en esa tarea, por lo que alimentarse y ejercitarse eran las dos caras de una misma moneda.[49]

Aunque la forma de alimentarnos que teníamos nos puede resultar chocante, lo realmente sorprendente es la forma actual de comer, ya que la gran mayoría del tiempo fuimos cazadores-recolectores. De hecho, nuestros genes son esencialmente los mismos que cuando vivíamos en el Paleolítico. Lo que ha cambiado no es nuestra genética, sino la forma de alimentarnos y ejercitarnos.[50]

Para muchos investigadores, esto es preocupante, ya que nuestros genes no han tenido tiempo de adaptarse a los cambios recientes que ha sufrido el ambiente, lo que ocasiona el aumento en las enfermedades crónicas que padecemos. De acuerdo a estudiosos del tema, "socialmente somos gente del siglo veintiuno, pero genéticamente, permanecemos ciudadanos de la era Paleolítica".[51]

¿Qué lecciones podemos aprender de los hombres y mujeres del Paleolítico? Comer más frutas y vegetales, asegurarnos que la carne que consumimos sea magra, cocinar con menos sal, consumir menos azúcar y eliminar la comida chatarra que tanto abunda hoy. Además, ejercitarnos.

Después de la Edad de Piedra, un evento trascendental dio comienzo a una nueva era. Ese evento fue la agricultura. A continuación verás qué ocurrió y cómo repercutió en nuestra dieta.

La Revolución de la Agricultura

Todo comenzó hace cerca de diez mil años, cuando alguno de nuestros antepasados descubrió que de una pequeña semilla, nacía una planta. Esa sencilla observación dio inicio a la agricultura. Aunque algunos grupos humanos continuaron siendo cazadores-recolectores, su modo de vida dejó de ser el único medio de subsistencia, ya que la agricultura nos permitió cultivar nuestros propios alimentos. Eventualmente, se expandió y pasó a ser la forma principal de sustento.

La habilidad de trabajar la tierra nos ató a ella. Como ya no teníamos que desplazarnos de un lugar a otro para obtener comida, dejamos de ser nómadas y nos convertimos en sedentarios. Además, al producir mayor cantidad de alimento en un mismo espacio de terreno, la disponibilidad de comida aumentó, propiciando el crecimiento de la población. De ahí surgió la civilización.[52]

El nacimiento de las grandes civilizaciones estuvo vinculado a la siembra, mayormente de cereales. El cultivo variaba de acuerdo a la región. Así, en Egipto se cultivó el trigo, en China el arroz y en México el maíz. La tierra producía alimento en abundancia, por lo que ya no teníamos que invertir toda nuestra energía en obtenerlo. Esto permitió que dedicáramos nuestra atención a otras cosas, lo que propició el desarrollo del comercio, las artes y la ciencia.[53]

Otro hecho importante que ocurrió tras la llegada de la agricultura fue la domesticación de animales. Una vez supimos cultivar, descubrimos que era más práctico tener a los animales dentro de la villa que salir a cazarlos, lo que dio lugar a la ganadería. Además, al aprender a domesticar vacas, cabras y ovejas, añadimos lácteos a la dieta. Esto fue novedoso, ya que ningún otro mamífero los consume después del destete.[54]

De esta forma, gracias al descubrimiento de la agricultura y la domesticación de animales, nuestra dieta se enriqueció con lácteos y cereales. Claro, los cereales eran muy diferentes a los que abundan hoy día. Eran integrales.[55] Además, los lácteos los consumíamos fermentados como el yogur,[56] ya que así se preservaban mejor[57] y resultaban más fáciles de digerir.[58]

Una consecuencia importante de esta revolución fue que los cereales y otros alimentos de origen vegetal pasaron a dominar la mayor parte de la dieta, por lo que el consumo de carne disminuyó drásticamente. Hasta ese momento, las enfermedades crónicas todavía no tenían el rol protagónico que juegan hoy. Para que eso ocurriese, fue necesario que miles de años después se desarrollase otro evento trascendental. Ese evento ocurrió hace apenas doscientos años y se conoce como…

La Revolución Industrial

En 1769 James Watts inventó en Inglaterra la primera máquina de vapor. Este hallazgo impulsó una revolución económica que se extendió por Europa. Las máquinas transformaron la producción de bienes y el Viejo Continente se inundó de fábricas. Súbitamente, Europa dejó de ser una sociedad agraria para convertirse en industrial.[59]

El resultado fue un vertiginoso desarrollo económico. Sin embargo, no todo fue ganancia. Tiempo después, este desarrollo propició una mayor incidencia de enfermedades del corazón, diabetes y cáncer. Identificar qué causó este descalabro nos permitirá encontrar la solución.

Burkitt: el Sherlock Holmes de la alimentación

Denis Burkitt, cirujano inglés destacado en África durante la Segunda Guerra Mundial y años posteriores, quedó perplejo al observar que las enfermedades del corazón, la diabetes y el cáncer del colon eran prácticamente desconocidos en ese continente. Contrario a Inglaterra y otros países industrializados, donde estas condiciones eran cada vez más frecuentes, los países africanos parecían inmunes a dichas enfermedades.[60] ¿Qué explicaba la diferencia?

Burkitt inició una labor detectivesca. Empezó a recopilar información y a atar cabos sueltos, hasta que identificó tres sucesos que parecían explicar la incógnita. Primero, las enfermedades tenían un mismo origen histórico. Su incidencia aumentó al inicio del siglo veinte, lo que coincidió con cambios en la dieta de los países industrializados. Segundo, compartían un mismo espacio geográfico. Todas se manifestaban en los países desarrollados. Tercero, su origen no podía ser puramente genético, ya que los africanos no las solían padecer, mientras que los estadounidenses de raza negra sí.[61] Burkitt buscó un nombre para identificar este trío de males. Los bautizó "enfermedades de la civilización".[62]

Como buen sabueso, Burkitt continuó siguiéndole el rastro a las enfermedades de la civilización, a través de la pista que le proporcionaban los cambios en la dieta, los cuales habían ocurrido hacía apenas cien años, tras el inicio de la Revolución Industrial. Finalmente, encontró la pieza que armaba el rompecabezas: la fibra.[63]

Burkitt determinó que el cambio más importante que había ocurrido en la dieta de los países afectados era la disminución en el contenido de fibra.[64] Desde finales del siglo diecinueve, los carbohidratos se tornaron cada vez más refinados, debido al desarrollo de avances tecnológicos que permitían procesarlos en gran escala.

Así, desde finales del siglo diecinueve hasta mediados del veinte, la cantidad de fibra en el pan se redujo casi en su totalidad,[65] debido a que se le removió el salvado.[66] A consecuencia de la industrialización, alimentos altamente procesados nunca antes vistos se adueñaron de la dieta.[67] Esta parecía ser la raíz de los males. Burkitt fue de los primeros en investigar el fenómeno y apretar el botón de alarma, lo que le ganó el título de "Hombre Salvado".[68]

El tiempo le dio la razón al Hombre Salvado. Investigaciones recientes indican que la fibra protege contra el aumento de peso, al incrementar la saciedad.[69] También ayuda a mantener normales los niveles de azúcar en la sangre, lo que ayuda a prevenir la diabetes.[70] Además, es capaz de disminuir el colesterol dañino y prevenir las enfermedades cardiovasculares.[71] Por si no fuese suficiente, la fibra también ayuda a prevenir el cáncer de colon.[72] Es decir, la fibra ayuda a prevenir el trío de enfermedades vinculado a la obesidad. Al igual que expresaba el conocido detective Sherlock Holmes cada vez que llegaba a una conclusión lógica, Burkitt parecía decirnos: "Elemental, mi querido Watson".

Sin embargo, todavía es común escuchar que la obesidad, la diabetes, las enfermedades del corazón y el cáncer se deben a factores genéticos totalmente ajenos a la dieta y el estilo de vida. ¡Magnífica receta para cruzarnos de brazos y no hacer nada! Sin embargo, no es cierto. Veamos por qué.

¿Genética o estilos de vida?

Los indios Pima del desierto de Arizona se distinguen por ser la población con mayor incidencia de diabetes en el mundo.[73] Su alta tasa de obesidad aporta al problema.[74] A menudo se cita una propensión genética como la principal causa de su desdicha. De ser así, entonces siempre estarán condenados a padecer la enfermedad, no importa cómo se comporten. Pero la diabetes, ¿siempre se ensañó con los Pima como lo hace ahora? ¡No!

Antes de la llegada del hombre blanco, los Pima vivían una vida apacible. Cazaban, recolectaban frutas y vegetales autóctonos del desierto, y cultivaban maíz y trigo, gracias al ingenio que demostraron al crear un sistema de riego proveniente del río Gila. Además, el río les proporcionaba un beneficio adicional, la pesca.[75] Lamentablemente, la paz y el sosiego duraron hasta el inicio de la fiebre del oro en California, a mediados del siglo diecinueve, cuando empezaron a llegar, cada vez más, migrantes blancos sedientos de riqueza.

Estos migrantes acabaron adueñándose del territorio de los Pima, lo que causó que les arrebataran el sistema de riego, los arrinconaran en una reserva indígena y los condenaran a depender de la comida chatarra que proveía el gobierno o vendían los puestos de provisiones. En contra de su voluntad, tuvieron que cambiar la dieta tradicional que disfrutaron por casi mil años por los alimentos almacenados, enlatados y empacados típicos de las sociedades desarrolladas de la época. Eso fue lo que causó la crisis de salud que padecen hoy día.

Claro, para estar totalmente seguros que en realidad esa fue la causa del problema, lo ideal sería tener otro grupo de indios Pima que nunca hubieran enfrentado los cambios traumáticos que sufrieron los de Arizona, de forma que hubiesen continuado alimentándose con su dieta tradicional. Así, podríamos comparar la salud de ambos grupos.

Afortunadamente, ese grupo de indios existe. Al sur de Arizona, en las montañas de la Sierra Madre del estado mexicano de Sonora, existen unos indios Pima con una genética similar a los de Arizona. Además, contrario a los de Arizona, estos Pima continúan con su dieta y estilo de vida tradicional, el cual se asemeja al que tenían los de Arizona antes de la llegada de los migrantes blancos.[76] Te preguntarás, ¿existen diferencias en la presencia de obesidad y diabetes de ambos grupos? Sí.

Los de Arizona exhiben cinco veces más obesidad y diabetes que los de México.[77] Es decir, a pesar de una genética similar, la diferencia en salud entre ambos grupos es abismal, lo que valida la importancia de la dieta y el estilo de vida en el desarrollo de muchas enfermedades.

Podemos concluir que cuando un pueblo prescinde de su dieta tradicional y la suplanta con una basada en comida chatarra, su salud paga un alto precio que se traduce en obesidad, diabetes, infartos y muerte. A largo plazo, los efectos causados por el abandono de sus alimentos tradicionales resultan letales.

Ahora bien, estos daños, ¿se pueden subsanar? ¿Qué pasaría si eliminamos la dieta moderna y revertimos a la tradicional? La contestación a estas preguntas nos la ofrece un grupo de aborígenes australianos.

De regreso al pasado con Kerin O'Dea

Antes de la llegada de los colonizadores europeos, los aborígenes de Australia subsistían como cazadores-recolectores a lo largo de su enorme isla continente. Cazaban y pescaban cuanto animal se interpusiera en su camino, incluyendo cocodrilos, canguros, patos, tortugas y culebras. Además, recolectaban alimentos vegetales como higos, fresas, almendras, manzanas, cebollas y variedad de tubérculos. Hasta ese entonces, no sufrieron enfermedades crónicas.[78]

Con la llegada de los europeos, los aborígenes fueron desplazados y marginados, al punto que actualmente sufren altos niveles de desempleo y pobreza. Además, adoptaron una vida sedentaria que acompañaron con la dieta occidental, la cual depende de alimentos refinados. A consecuencia de ello, actualmente padecen elevadas tasas de obesidad, diabetes y enfermedades cardiovasculares.[79]

Ante ese panorama, la investigadora australiana Kerin O'Dea tuvo una brillante idea. Convenció a un pequeño grupo de aborígenes, todos ellos diabéticos con sobrepeso, a retornar temporalmente a sus costumbres ancestrales. Esto le permitiría estudiar el efecto del estilo de vida en la salud. Manos a la obra, O'Dea se insertó con ellos durante siete semanas en el hábitat natural que había sido el medio de vida de las tribus aborígenes australianas durante cien mil años.

Mientras duró el experimento, los aborígenes retomaron sus antiguas prácticas culinarias y comieron exclusivamente lo que les proveyó la naturaleza, incluyendo insectos, pescado, canguros, pájaros y tubérculos. Para consentir su paladar, recurrieron a los higos y la miel silvestre. El regreso al pasado les permitió eliminar de golpe todos los alimentos característicos de la vida moderna, incluyendo el pan refinado, el azúcar, los refrescos, el arroz blanco, los dulces y los animales criados en granjas industriales, cuya carne contiene menores niveles de grasas saludables. Además, se mantuvieron en ejercicio constante, ya que procurar sus alimentos requería mucha actividad física.

¿Resultado? En pocas semanas bajaron de peso, disminuyeron la presión arterial, redujeron el azúcar sanguíneo y normalizaron sus triglicéridos, un tipo de grasa que representa un riesgo al corazón.[80] Las implicaciones son claras. Adoptar una dieta de alimentos refinados y llevar una vida sedentaria nos enferma. Eliminar la comida chatarra y aumentar la actividad física nos sana. El estilo de vida que seleccionamos tiene consecuencias importantes en nuestra salud, más allá del resultado que obtuvimos en la lotería genética.

Para que se manifiesten las enfermedades crónicas, generalmente no es suficiente con tener la predisposición genética, es necesario que el ambiente propicie su desarrollo. Como dijo una vez el doctor George Bray, "la genética pone la bala y el ambiente hala el gatillo".[81] En otras palabras, para que se manifieste la enfermedad, es necesario que ambos factores se confabulen.

Después de todo, nuestros genes son los mismos que teníamos antes de que surgiese la epidemia de obesidad y las enfermedades de la civilización. Lo que ha cambiado no es nuestra genética, sino nuestro estilo de vida. Ahora comemos muy procesado y hacemos poco ejercicio. El deterioro de nuestra salud coincidió con estos cambios. Es claro que no estamos diseñados para engullir comida chatarra y languidecer frente al televisor.

¿Cuál es la solución a la crisis?

La clave consiste en adoptar un estilo de vida sano. En alimentarnos mejor y movernos más. El problema radica en que a pesar que existe consenso de la importancia del ejercicio, nadie se pone de acuerdo en cuanto a cual es la mejor forma de alimentarnos. Unos dicen que con dietas bajas en grasa y otros que con dietas bajas en carbohidratos.

Existe discrepancia. Esto quiere decir que, aunque ya identificamos la raíz del problema y sabemos que la actividad física es parte de la solución, todavía tenemos que determinar cuál dieta es la más efectiva. Es lo que haremos en el próximo capítulo.

Cuando la descubras, te sorprenderá saber que no es necesario hacer esfuerzos heroicos para cambiar el rumbo de enfermedad y muerte a que te llevan los hábitos de vida equivocados. Te sorprenderá saber que para proteger tu salud es suficiente con hacer cambios sencillos en tu forma de alimentarte. Te sorprenderá saber que esos cambios, lejos de conllevar sacrificios imposibles de sostener, generan disfrute. Como verás a continuación, ¡la solución está al alcance de tus manos!

2

∿

LA DIETA DEL OLIMPO

Cuenta la leyenda que la capital de Grecia fue llamada Atenas en honor a Atenea, diosa de la sabiduría. Pero obtener el galardón no fue sencillo para ella. Tuvo que disputarlo con Poseidón, otro de los dioses del Olimpo. Ambos se enfrascaron en una contienda para ver cuál se ganaba el favor de los habitantes de la ciudad. Poseidón les ofreció el caballo. Atenea el olivo. El olivo prevaleció.[1]

La selección fue sabia. El aceite de oliva, ingrediente favorito de la cocina griega y símbolo indiscutible de la dieta mediterránea, ha demostrado ser un tesoro para la salud.[2] Además, le añade sabor al alimento, haciendo la dieta apetitosa. Para los escépticos que piensan que comer sano conlleva decirle adiós al disfrute, y que la salud y el paladar están en eterno conflicto, esta dieta representa una grata sorpresa, al revelar que la salud y el placer pueden ir de la mano.

El interés por la dieta mediterránea surgió gracias a Ancel Keys, quien dirigió, a principios de la década de 1960, una importante investigación llamada *El estudio de los siete países*.[3] Su objetivo era explorar la relación entre la dieta y las enfermedades del corazón. Para ello, durante más de una década, analizó la alimentación y comparó la salud de una muestra de los habitantes de Estados Unidos, Japón y cinco países europeos.[4] La dieta de la isla griega de Creta, en el Mediterráneo, fue la que más cuidó el corazón.[5] Este hallazgo se regó como pólvora y la dieta mediterránea se convirtió en un fenómeno mundial.

Numerosas investigaciones han confirmado los resultados obtenidos por Keys. Una que sobresale es el estudio español *Prevención con dieta mediterránea* (*PREDIMED*), que demostró, con el máximo nivel de rigor científico, que la dieta mediterránea, enriquecida con aceite de oliva extra virgen o frutos secos como nueces y almendras previene la enfermedad cardiovascular.[6] Además, esa misma investigación estableció que, cuando la dieta se suplementa con aceite de oliva, también previene la diabetes.[7]

Específicamente, ¿a qué nos referimos cuando hablamos de dieta mediterránea? Nos referimos a la dieta tradicional de las áreas rurales de Creta y del sur de Italia durante el siglo pasado. Más allá de una alimentación donde el vino tinto acompaña las comidas, la dieta se caracteriza por abundancia de frutas, vegetales, cereales integrales, legumbres y frutos secos, siendo el aceite de oliva extra virgen la principal fuente de grasa. Además, incluye cantidades moderadas de lácteos, primordialmente en forma de yogur y queso, y poca carne.[8]

Tal vez te preguntes por qué un libro titulado *La Dieta Flexitariana* alaba las virtudes de la dieta mediterránea. Muy sencillo. Porque la dieta mediterránea… ¡es flexitariana! Sí, es un tipo de dieta flexitariana. ¿Por qué razón? Porque incluye poca carne. El propio

Keys, en un artículo publicado en la *Revista Americana de Nutrición Clínica*, la definió como "casi vegetariana",[9] por tanto, flexitariana.

La dieta flexitariana

La *American Dialect Society*, una entidad dedicada al estudio del idioma inglés, selecciona anualmente la palabra más útil del año. En el 2003, el premio se lo llevó "flexitarian", que se traduce al español como "flexitariano" o "flexitariana". La palabra proviene de una combinación de "flexible" y "vegetariano". Es decir, los flexitarianos son vegetarianos flexibles. Comen carne ocasionalmente.[10] No todos los días, sino cuando les apetece. Cuando pienses en un flexitariano, piensa en un vegetariano a tiempo parcial.

Entonces, ¿qué es la dieta flexitariana? Es una dieta casi vegetariana que incorpora cantidades moderadas de carne algunos días a la semana. Este enfoque te da la oportunidad de escoger variedad de alimentos, tanto de origen vegetal como animal. Disfrutas lo mejor de dos mundos. Por ejemplo, los días que escojas ser vegetariano, seleccionas frutas, hortalizas, cereales integrales, legumbres, tubérculos, semillas, frutos secos y grasas saludables como la del aceite de oliva extra virgen. Además, si te apetece, agregas lácteos, incluyendo queso y yogur natural endulzado con un toque de miel. Los días que desees comer carne, añades pollo, carne roja magra, marisco o pescado, lo que más te guste.

Como ves, es un concepto variado que se adapta a tus preferencias. Comenzar es tan sencillo como ser vegetariano un día a la semana. Según te familiarizas con la dieta, vas añadiendo días, tantos como tú quieras. La decisión es tuya. Tienes la libertad de escoger.

¿En qué se diferencia la dieta flexitariana de las dietas vegetarianas? En su flexibilidad. Contrario a dietas vegetarianas que eliminan o limitan severamente los alimentos de origen animal, la dieta flexitariana los incorpora con moderación. Además, provee una amplia gama de nutrientes, algunos de los cuales son difíciles de suplir en dietas vegetarianas estrictas.

Las dietas veganas, por ejemplo, son dietas vegetarianas que eliminan todos los alimentos de origen animal, incluyendo los lácteos.[11] En algunas versiones también se elimina la miel, ya que al ser un alimento producido por abejas, ¡su origen proviene del reino animal! Debido a esto, la dieta vegana es difícil de implementar a largo plazo, ya que limita muchos alimentos.

Más aún, los veganos deben tomar suplementos de B12 o alimentos enriquecidos con esta vitamina,[12] ya que es un nutriente esencial que solo está disponible en alimentos de origen animal.[13] En la dieta flexitariana esto no es problema, ya que las pequeñas cantidades de vitamina B12 que tu cuerpo necesita son suplidas por la ingesta de yogur, queso, leche y huevos, y por la carne que consumes ocasionalmente.

La dieta vegana fue popularizada por Collin Campbell, autor del libro *El estudio de China*.[14] El libro causó sensación en los medios, y fue una de las razones por las que el ex-presidente norteamericano Bill Clinton adoptó una dieta mayormente vegana.[15] En el escrito, Campbell relata sus experiencias dirigiendo *El estudio de China*, una investigación nutricional que se llevó a cabo durante la década de 1980 y en la cual participaron seis mil quinientos habitantes de áreas rurales del país asiático. El objetivo era explorar la relación entre la dieta y la salud.

El estudio identificó que los chinos consumían más fibra y menos proteína animal que los norteamericanos, lo que en parte explicaba por qué tenían niveles muy inferiores de enfermedades del corazón. En el caso de los varones, los norteamericanos tenían dieciséis veces más probabilidad de morir a causa de una enfermedad coronaria que los chinos. Claro, para ese entonces la dieta de los chinos era sana y no tenían los problemas de obesidad y diabetes que padecen hoy.[16]

Aunque Campbell propone una dieta vegana como remedio para preservar la salud, y utiliza *El estudio de China* para sustentar su posición, es importante aclarar que las personas que participaron en la investigación no eran veganos, ya que su dieta incluía pequeñas cantidades de carne. Esto quiere decir que para obtener la protección contra las enfermedades crónicas que tenían los chinos, no es necesario una dieta vegana, sino una dieta baja en proteína animal.

El paraíso de Shangri-La

Como sugiere la historia de Shangri-La, para disfrutar de buena salud no es necesario ser vegetariano a tiempo completo. Shangri-La fue el reino oculto del Himalaya que popularizó el escritor inglés James Hilton en una de sus novelas. Era un idílico paraíso terrenal, localizado en un hermoso valle donde imperaba la felicidad y la longevidad. Un lugar sin contaminantes, alejado de los vicios de la civilización gracias a una gigantesca cadena de montañas inaccesibles.[17] Aunque la historia de Shangri-La es ficticia, guarda cierto parecido con los relatos verídicos del mayor general del ejército británico Robert McCarrison.

A principios del siglo veinte, McCarrison dirigió el Servicio Médico de la India, en la entonces colonia inglesa. Estando allí, recorrió el subcontinente, y se sorprendió al conocer un pueblo del Valle de Hunza, en la actual Pakistán. Los habitantes del valle exhibían un físico vigoroso y una salud envidiable. Rara vez se enfermaban durante su larga vida. McCarrison pensó que la dieta podía ser una de las causas de su vibrante salud, por lo que identificó sus componentes.

La dieta se componía principalmente de frutas, vegetales, cereales integrales, leche de cabra y un poco de carne cuando había alguna celebración.[18] Es decir, la dieta que contribuyó a la buena salud de los habitantes del Valle de Hunza, era flexitariana. En otras palabras, para estar saludable, no es necesario erradicar totalmente la carne, basta disminuir su consumo.

Aparte del Valle de Hunza, de la China rural que estudió Campbell y de los países del mediterráneo, existen otros lugares del mundo donde se ha detectado que sus habitantes parecen haber hallado las claves de la salud y la longevidad. Es momento de descubrirlas. Adentrémonos en...

Las zonas azules

Llegar a cien años es una aspiración que muchos compartimos, por lo que un artículo publicado en la revista *National Geographic,* que identificó varias zonas del planeta donde es común alcanzar una edad avanzada, despertó mucho interés. Las áreas que tenían la fortuna de formar parte del escrito eran la isla de Okinawa en Japón, la región de Loma Linda en California y Cerdeña en Italia. Son las llamadas "zonas azules", sitios donde habitan muchos centenarios. El artículo, titulado *"Los secretos de la longevidad"*, exploraba el fenómeno.[19] Veamos qué características comparten las zonas azules, comenzando con Loma Linda.

En el mundo de la nutrición, Loma Linda es un lugar conocido. Esto se debe a que allí se ha llevado a cabo una de las investigaciones más importantes sobre vegetarianismo. Se trata del *Estudio de salud de los adventistas,* iniciado hace más de medio siglo. El estudio incluye gran número de vegetarianos y ha establecido que esta práctica está vinculada a menor riesgo de muerte, lo que explica por qué en Loma Linda la esperanza de vida es alta.[20]

Contrario a Loma Linda, la fama de Okinawa, en Japón, se debe a que allí ocurrió una de las batallas más sangrientas de la Segunda Guerra Mundial. Pero afortunadamente, la isla también se distingue por otro hecho menos cruento. Su estilo de vida tradicional promueve una de las expectativas de vida más altas del mundo. Allí, muchas personas alcanzan los cien años.

Los habitantes de Okinawa, que se alimentan tradicionalmente, no son vegetarianos. Son flexitarianos. Al igual que los habitantes del mediterráneo, comen poca carne. Consumen principalmente tofú, frutas, hortalizas, té verde, tubérculos como la batata, y en las áreas cercanas a la costa, pescado.[21] Por consiguiente, otras dietas tradicionales más allá del mediterráneo también son flexitarianas. La flexitariana es tan elástica, que se puede adaptar a las costumbres y hábitos alimentarios de diferentes países.

En cuanto a los habitantes de Cerdeña, su alimentación tradicional se compone de frutas, vegetales, legumbres, pan integral rústico y leche de cabra, que es más digestiva que la de vaca. Además, la copa de vino tinto no falta en la cena. La carne no se come a diario, lo que convierte la dieta en flexitariana.[22]

Entonces, ¿cuál es el secreto de las zonas azules? Que todas comparten una dieta basada en plantas.[23] ¿A qué me refiero con esto? A que predominan los alimentos de origen vegetal, y los de origen animal, sobretodo la carne, quedan relegados a un segundo plano. El primer plano lo ocupan las frutas, los vegetales, los cereales integrales, los tubérculos, las legumbres y los frutos secos.[24]

Ahí está el secreto: aumentar los alimentos de origen vegetal y disminuir los de origen animal,[25] sin llegar al vegetarianismo. En Loma Linda el vegetarianismo es parte de la fórmula ganadora, pero en Cerdeña y Okinawa no. Basta con disminuir la ingesta de carne.

¿Existen más secretos? Aparte de una dieta basada en plantas, ciertos hábitos de vida explican la longevidad de los habitantes de las zonas azules. ¿Cuáles son? Se ejercitan, no fuman y tienen una vida social activa, con lazos familiares fuertes. Estas prácticas, unidas a una alimentación basada en plantas, parecen ser la fuente de la juventud.[26]

La ciencia avala las enseñanzas de las zonas azules. La *Investigación prospectiva europea de cáncer y nutrición* (*EPIC*, por sus siglas en inglés), un importante estudio que se lleva a cabo en diez países europeos, identificó cuatro factores que disminuyen en un ochenta por ciento el riesgo de padecer enfermedades cardiovasculares, diabetes y cáncer, las que, como vimos en el capítulo anterior, causan la mayor parte de las muertes a nivel mundial.

¿Cuáles son los cuatro factores? Evitar el sobrepeso, no fumar, hacer ejercicio y tener una dieta saludable. ¿Cómo define *EPIC* una dieta saludable? La define con poca carne y muchas frutas, vegetales y cereales integrales. Los hallazgos de *EPIC*, por tanto, refuerzan el mensaje de las zonas azules. Una alimentación basada en plantas y un puñado de hábitos de vida nos ayudan a vivir más.[27]

Ahora que hemos explorado qué alimentos te benefician, nos falta identificar cuáles te enferman. Qué debes evitar para preservar tu salud. La respuesta la encontrarás en las peregrinaciones de Weston Price.

Alimentos versus productos

Alarmado por el súbito aumento en el número de enfermedades bucales que observaba, Weston Price, un dentista canadiense, se empecinó en estudiar la relación que esto tenía con la dieta, y en la década de 1930, se embarcó en una serie de viajes que incluyeron estadías en Alaska, Perú, Australia y África.

Price se impresionó ante la gran variedad de dietas que descubrió. En algunas predominaba la carne, en otras sobresalían los lácteos, y en las demás reinaban las frutas, los vegetales y los cereales integrales. Curiosamente, encontró que todas protegían la salud, siempre y cuando estuviesen basadas en alimentos frescos, naturales y orgánicos. Por ejemplo, la carne y los lácteos podían ser saludables, siempre que proviniesen de animales alimentados conforme la naturaleza lo dispuso.[28] En el caso de las vacas y las reses, animales nutridos de las yerbas y las hojas del campo.[29]

Lamentablemente, la mayoría de la carne que obtenemos hoy en el supermercado proviene de centros industriales donde los animales son alimentados de forma diferente a la de su hábitat natural, con el fin de que crezcan y engorden rápido,[30] para maximizar ganancias. Esto genera una carne menos saludable,[31] y es una de las razones por las que es importante disminuir su consumo.

¿Qué explica que dietas tan dispares como las que encontró Price protegiesen la salud de forma similar? Que a pesar de sus diferencias, todas compartían una misma característica: no incluían comida excesivamente procesada. No había cereales refinados. Tampoco carnes procesadas. Mucho menos grasas "trans" artificiales. Ahí está la clave que permite identificar al villano causante de las enfermedades crónicas. ¿Quién es? La comida chatarra.

Esto quiere decir que para preservar tu salud, tienes que aprender a reconocer el villano. Una forma de hacerlo es siguiendo los consejos del escritor y periodista Michael Pollan, autor de varios libros sobre el tema, entre ellos, *El detective en el supermercado*. De acuerdo a Pollan, es importante diferenciar lo que son "alimentos" de lo que son "productos".[32]

¿Qué distingue a los alimentos de los productos? Los alimentos provienen de la naturaleza, nos han acompañado desde tiempos inmemoriales y nutren el organismo. Los productos, en cambio, son engendros del comercio, llegaron hace poco más de cien años de la mano de la industria y nos enferman.

Por eso, una forma segura de deshacerte del villano es ingiriendo alimentos y evitando productos. Ya viste que los alimentos representan la comida que nos ha dado sustento por miles de años, incluyendo frutas, vegetales, legumbres, cereales integrales, tubérculos, frutos secos y semillas. La leche y la carne también, siempre que provengan de animales criados de forma tradicional, no de centros industriales de producción.

Entonces, ¿cuáles son los productos? Toda la comida chatarra que ha trastocado el comercio en aras de incrementar el lucro. Mencionemos algunos ejemplos. Un buen punto de partida es el jarabe de maíz, un endulzante que se ha puesto de moda porque resulta más barato de producir que el azúcar,[33] otro producto.[34] De igual forma, los caramelos, los refrescos y los jugos endulzados también caen en esta categoría. Y ni hablar de los bizcochos y las tartas, creaciones que surgen cuando juntamos azúcar[35] y harina blanca.[36]

No pueden quedar fuera de la lista las grasas "trans", las que a pesar de ser un atentado al corazón, son ampliamente utilizadas por la industria para hornear y freír, debido a que añaden textura y alargan la vida útil de la comida.[37] Además, el repertorio no quedaría completo sin las carnes procesadas. Estas carnes tienen sal a granel y preservativos artificiales por doquier.[38] Los *hot dogs* son la muestra perfecta, los que para agravar la situación, se comen acompañados de pan blanco. Y para concluir, cualquier otro invento que nuestros antepasados no reconocerían como alimento.

En definitiva, los productos representan la comida que ha sido altamente procesada antes de llegar a nuestro paladar. Son una caricatura del original. Además de comida chatarra, otra forma de llamarlos es productos "mega-procesados" o "ultra-procesados".[39]

¿Entonces debemos eliminar todos los alimentos procesados? No. Procesar la comida no necesariamente la convierte en producto. Procesarla mínimamente, de forma tradicional, no causa problemas. De hecho, el hombre siempre ha procesado los alimentos, con razones válidas para ello.[40]

Veamos dos de esas razones. Una es extender el tiempo que los puede consumir. Antiguamente, cuando no había refrigeración en el hogar, conservar la comida era difícil, por lo que había que buscar formas de preservarla. Una forma de hacerlo fue fermentando la leche para elaborar yogur.[41] Al transformar la leche en yogur, se prolongó el tiempo disponible que se podía ingerir.

Otra razón por la que el ser humano tradicionalmente procesó los alimentos fue para hacerlos más seguros. Los microorganismos que se encuentran en la comida eventualmente la estropean, exponiéndonos a una infección si la ingerimos descompuesta. Por eso, se crearon mecanismos para neutralizar estos microbios y minimizar los riesgos a la salud. Uno de esos mecanismos fue la pasteurización,[42] un método que extiende la vida útil de los alimentos líquidos y los hace más seguros, al exponerlos a una temperatura determinada.

Esto quiere decir que procesar el alimento no necesariamente es malo. En realidad, puede ser beneficioso. Por eso, es importante diferenciar entre la comida mínimamente procesada que retiene sus propiedades nutricionales y nos favorecen, de la que es desvirtuada al procesarla excesivamente, con el único fin de sacarle provecho económico al producto sin tomar en cuenta su efecto en la salud.

Lamentablemente, nos hemos acostumbrado tanto a comer productos ultra-procesados que se nos hace difícil reconocer lo que es un alimento genuino, ¡y hasta confundimos unos con otros! Un buen ejemplo de esto lo fue…

La controversia del kétchup como vegetal

A principios de la década del 1980, el gobierno de Estados Unidos achicó el presupuesto destinado a comedores escolares. Para asegurarse que se mantuviese una ingesta nutricional adecuada, al menos en papel, se suavizaron las normas que regían la categorización de alimentos. El resultado fue que las nuevas reglamentaciones permitían que el kétchup fuese clasificado como un vegetal,[43] ¡supongo que tomate!

Es decir, gracias a la intervención providencial del hada madrina gubernamental, un producto como el kétchup, con plástico y todo, repentinamente se transformaba, no en calabaza, sino en un tomate creado por la naturaleza. Sin embargo, más allá del color, las similitudes entre ambos se desvanecen.

A diferencia del tomate, hasta una cuarta parte del kétchup es jarabe de maíz, el endulzante barato que mencionamos anteriormente, y, si somos afortunados porque no se lo adicionan, entonces le agregan azúcar.[44] Además, tiene sal añadida, y por si no fuese suficiente, menos fibra. En fin, aunque contiene nutrientes provenientes del tomate, en realidad es una sombra del alimento que pretende suplantar.

Gracias a la oposición que generó, la regla del kétchup como vegetal no se llegó a implantar, pero demuestra hasta qué punto, aun en las autoridades que están supuestas a poner orden en este asunto, reina la confusión. Sencillamente, no distinguen entre los alimentos reales y los que no lo son.

¿Qué contribuye a este enredo? Una razón es que la comida chatarra se ha colado en todos sitios, y su presencia ya nos resulta familiar, al punto que no la cuestionamos. Imagínate, a pesar de la importancia que tiene el alimento en la salud, ¡hasta en los hospitales encontramos cadenas de restaurantes de comida rápida vendiendo productos ultra-procesados!

Como veremos a continuación, otra razón por la que se nos hace difícil distinguir entre alimentos y productos es porque nos hemos enfocado tanto en los nutrientes, que hemos perdido de vista el alimento.

Los árboles que no dejan ver el bosque

Durante siglos, los tripulantes de los navíos que viajaban largas distancias estuvieron expuestos a una enfermedad mortal cuya causa era desconocida. Magallanes, por ejemplo, perdió a la mayoría de sus hombres a causa del misterioso mal, cuando participó de la hazaña de llevar a cabo el primer viaje marítimo alrededor del mundo.

Tiempo después se resolvió la incógnita que costó la vida de tantas personas, cuando se descubrió que la enfermedad, llamada escorbuto, se debía a una deficiencia de vitamina C, un nutriente que abunda en las frutas cítricas. Esto explicaba por qué las tripulaciones de los buques que se apertrechaban de limones no desarrollaban el mal.[45]

Enfermedades como el escorbuto ratifican la importancia que tienen los nutrientes. Sin ellos, nuestra salud se vería en aprietos. Por eso, se han dedicado grandes esfuerzos a identificarlos y estudiarlos. Los nutrientes se agrupan en dos grandes categorías: los micronutrientes y los macronutrientes. Como su nombre indica, los micronutrientes son sustancias que el cuerpo requiere en pequeñas cantidades. Tanto las vitaminas como los minerales son micronutrientes. Los macronutrientes, en cambio, son necesarios en cantidades mayores. Las proteínas, los carbohidratos y las grasas son los tres tipos de macronutrientes que existen.

A pesar de su utilidad, los nutrientes tienen un problema. Cuando son utilizados como guía principal para hacer recomendaciones sobre cómo alimentarnos, confunden. ¿Por qué? Porque los seres humanos comemos alimentos, no nutrientes aislados.[46] Esa es la razón por la cual las recomendaciones basadas en alimentos resultan más fáciles de comprender e implementar. Después de todo, los alimentos podemos percibirlos con los sentidos. Por eso, es preferible decir "come frutas cítricas como la mandarina", en vez de, "consume más alimentos que contengan vitamina C".

Otra ventaja de enfocarte en el alimento es que obtienes los nutrientes de forma integrada, tal como la naturaleza lo dispuso. Veamos el caso del mango, una exquisita fruta tropical que despierta tal pasión en los hindúes, que no conciben un paraíso sin su presencia. Al saborearlo, no solo cautiva el paladar, también proporciona una amplia variedad de nutrientes. Es una buena fuente de vitaminas, minerales y antioxidantes que protegen la integridad de las células. Además, su aporte de potasio resguarda el corazón al prevenir la hipertensión.[47] En el mango todos estos elementos interactúan dentro de un contexto balanceado y armónico. Su valor nutricional va más allá de sus componentes individuales. Es lo que se llama la sinergia de los alimentos, donde el total es mayor que la suma de las partes.[48]

Además, el mango te ofrece una grata experiencia sensorial. Puedes deleitarte mirando sus vivos colores rojo y azafrán, acariciarlo suavemente con las yemas de los dedos, olfatear la dulce fragancia que emana cuando madura y degustar su tentador sabor. Este conjunto de sensaciones no lo encuentras en los nutrientes aislados. Una pastilla nunca te ofrecerá el deleite ni la combinación única de nutrientes que te ofrece el mango. Para sacarle el máximo provecho a estos compuestos, es mejor consumirlos en el contexto del alimento completo. En otras palabras, una cápsula vitamínica no se compara a una ensalada de frutas frescas.[49]

Pero el problema de enfatizar nutrientes a costa de alimentos no termina ahí. Estas sustancias son fácilmente manipuladas por la industria para promover sus productos. Es lo que ha sucedido con la campaña baja en grasa, una de las estrategias nutricionales más extendidas de las últimas décadas. Aprovechándose de esta recomendación, la industria nos ha inundado con productos que contienen poca o ninguna grasa pero están repletos de harinas refinadas y azúcar. Aún así, los promocionan como saludables.[50]

Lo anterior lo experimenté hace poco en el supermercado. Vi unas galletas de avena que tenían un empaque bonito, rústico, que rememoraba los alimentos de antaño. Además de proveer un aire nostálgico, el empaque anunciaba con orgullo que las galletas eran bajas en grasa. Para mi sorpresa, cuando volteé el empaque y vi los ingredientes, me topé con que la palabra avena no estaba entre los primeros. El ingrediente principal era harina refinada, el segundo azúcar y el tercero grasas hidrogenadas, es decir, grasas "trans".

En realidad, ¡las galletas saludables de antaño estaban elaboradas con una ristra de productos ultra-procesados! En cuanto a la avena, que era el ingrediente verdaderamente saludable por su efecto en el colesterol,[51] había que buscarla con lupa. Y para colmo, la grasa que utilizaban en su confección es la más perjudicial para la salud. Sí, las galletas eran bajas en grasa, pero de la más mortífera.

Comparemos estas galletas con los frutos secos de cáscara dura. Las almendras, los pistachos y las nueces, por ejemplo. Hasta hace poco, mencionarlos era casi una mala palabra, porque contrario a las galletas de avena que ya vimos, no son bajos en grasa, y por tanto, incumplían la recomendación de disminuirla. Sin embargo, a pesar de su contenido de grasa, son saludables, ¡y hasta alargan la vida![52]

Resulta que no todas las grasas son malas, y las que se encuentran en los frutos secos, lejos de perjudicarte, te protegen. Además, estos alimentos son una buena fuente de otras sustancias benéficas, incluyendo vitaminas, minerales, antioxidantes, fibra y proteína vegetal.[53]

Ejemplos como los anteriores resaltan la necesidad de enfocarte en el alimento, en vez de en el nutriente aislado de su contexto. Cuando piensas únicamente en términos de nutrientes específicos, los árboles no te dejan ver el bosque. Al actuar así, no haces la mejor selección. Es lo que sucede cuando ignoras un pistacho o una almendra para comer una supuesta galleta de avena que no es más que un producto disfrazado, bajo el pretexto de que la galleta es baja en grasa y el pistacho y la almendra no.

No te dejes engañar. Manipular los nutrientes de la comida chatarra, para hacerla ver más saludable de lo que en realidad es y pretender pasarte gato por liebre, es jugar con tu salud. Por eso, enfócate en la calidad del alimento. Después de todo, comiendo alimentos reales te aseguras de suplir los nutrientes que necesitas, sobre todo cuando aplicas una de las enseñanzas clave de la nutrición: la importancia de una dieta variada. El cuerpo humano necesita una amplia gama de nutrientes y ningún alimento por sí solo, por bueno que sea, los va a abarcar a todos.[54] Consumiendo diversidad de alimentos integrales, suples todos los que necesitas en las proporciones adecuadas.

En los próximos tres capítulos, encontrarás la solución a las principales polémicas nutricionales ocurridas en las últimas décadas, causadas en gran medida por no saber diferenciar entre alimentos reales y productos ultra-procesados. Utilizando como punto de referencia los tres tipos de macronutrientes, en el próximo capítulo exploraremos la controversia de las dietas bajas en grasa, en el capítulo cuatro la controversia de las dietas bajas en carbohidratos, y en el cinco la controversia de qué tipo de proteína es mejor, si la que se encuentra en la carne o la que proviene del reino vegetal.

3

~~~

NADANDO EN ACEITE DE OLIVA

Cuando leas este capítulo, tal vez pienses que la recomendación de adoptar una dieta baja en grasa para no engordar y prevenir infartos es mentira. Pero para que llegues a tus propias conclusiones, es preciso que conozcas dónde surgió esa recomendación, cuándo se implementó y cuáles son sus consecuencias.

¿Dónde surgió? La recomendación de adoptar una dieta baja en grasa provino de los estudios que inicialmente investigaron la relación entre la dieta y las enfermedades del corazón. Veamos qué sucedió. Todo comenzó recién acabada la Segunda Guerra Mundial, en 1945. Durante la guerra, algunos países del norte de Europa fueron ocupados por el ejército alemán, lo que produjo una escasez de alimentos que vino acompañada de un hecho inesperado y sorprendente: una marcada disminución de enfermedades cardiacas.[1]

Además, cuando acabó la guerra y los abastecimientos de alimentos aumentaron, la incidencia de la enfermedad se elevó, hasta alcanzar los niveles "normales" previos a la guerra. Para esa época, la opinión generalizada era que estas enfermedades eran resultado del envejecimiento, por lo que su relación con la alimentación no pasó desapercibida.[2]

Ancel Keys, científico de la Universidad de Minnesota, se percató que en Noruega había registros confiables de las muertes causadas por la enfermedad durante la ocupación nazi. Tras analizar la información, concluyó que la disminución del padecimiento se debió a la dieta colectiva forzosa a la cual estuvo sometida la población e identificó que la grasa era la principal sospechosa de la fluctuación, ya que su consumo había disminuido pronunciadamente durante los años de ocupación.[3]

Keys estaba interesado en la información debido a que durante esos años en Estados Unidos se había detectado un aumento de enfermedades cardiovasculares en personas acomodadas que llevaban una vida próspera. Él sospechaba que algún componente de la dieta de las personas adineradas incrementaba el riesgo de contraer la enfermedad.

Poco tiempo después, el destino llevó a Keys a continuar sus investigaciones en Europa. Estando allí, asistió a una reunión profesional en Roma, donde expuso su idea de que la dieta estaba vinculada al desarrollo de las enfermedades del corazón. Gino Bergami, un médico italiano que participaba de la reunión, le dijo a Keys que en Nápoles, su ciudad natal, esa enfermedad era prácticamente desconocida. Esto intrigó de tal forma a Keys que Bergami lo invitó a la ciudad, para que lo viera por sí mismo. Después de consultar con su esposa Margaret, Keys aceptó gustosamente.[4]

Un paseo mediterráneo

En los primeros meses de 1952, Keys y Margaret atravesaron Francia, Suiza y el norte de Italia para arribar a Nápoles, donde después de haber sufrido frío y nevadas, el inicio de la primavera, el clima templado y la gastronomía italiana los cautivó.[5] Keys corroboró la información proveída por Bergami, que en efecto demostraba pocas condiciones cardiacas en Nápoles. Además, realizó una investigación, en la cual analizó la dieta y los niveles de colesterol de un grupo de trabajadores asalariados.

La dieta del trabajador promedio era baja en grasa y estaba compuesta principalmente por pasta, legumbres, vegetales y cantidades moderadas de aceite de oliva. Los niveles de colesterol de estas personas eran bajos, sobre todo si se comparaban con los de los norteamericanos. Ya para ese entonces se sospechaba que el colesterol elevado en la sangre estaba relacionado a la enfermedad cardiovascular, debido a que las placas que obstruían las arterias contenían esta sustancia.[6]

Por tanto, fue en Nápoles donde Keys relacionó una dieta baja en grasa, menos colesterol en la sangre y bajo riesgo de enfermedades del corazón.[7] Fue allí también donde comenzó a interesarse por la dieta mediterránea y enamorarse del estilo de vida del sur de Europa, al punto que junto a Margaret adquirió una casa en Pioppi, una villa costera al sur de Nápoles, la cual convirtieron en su hogar durante veintiocho años.

Poco tiempo después de su viaje a Nápoles, Keys visitó Madrid para realizar un estudio similar. Allí, con la ayuda de colegas españoles, Keys reclutó dos grupos de personas, uno compuesto por residentes de Vallecas y Cuatro Caminos, barrios de clase trabajadora de la ciudad, y otro integrado por habitantes del exclusivo barrio de Salamanca, profesionales adinerados que formaban parte del círculo social de sus colegas españoles. Recopiló información de la dieta de los dos grupos y les tomó muestras de colesterol.

La alimentación de la clase trabajadora de Madrid era baja en grasa y el nivel de colesterol en su sangre era inferior al de los profesionales adinerados, quienes consumían mayores cantidades de carne, leche y mantequilla.[8] Curiosamente, los niveles de colesterol de las personas de clase alta en Madrid eran similares a las de los hombres acomodados que Keys estudió en Estados Unidos. Keys también observó que aunque en España la enfermedad cardiovascular no era común, en las clases adineradas era más frecuente.[9]

Ya de regreso en Minnesota, una vez concluida su estadía en Europa, e inducido por los resultados obtenidos en Nápoles y Madrid, Keys estudió la dieta de diferentes países, prestándole particular atención a la cantidad de grasa, e identificó que las bajas en grasa estaban relacionadas a menores niveles de colesterol sanguíneo y a menor enfermedad del corazón. En Italia, por ejemplo, se consumía poca grasa y las personas tenían menores niveles de colesterol y enfermedad cardiovascular que en Estados Unidos, país donde el consumo de grasa era el doble de Italia.[10]

Sin embargo, las observaciones hechas por Keys no explicaban la paradoja de los esquimales: una dieta alta en grasa acompañada de bajos niveles de enfermedades del corazón.

La paradoja esquimal

Muchos esquimales viven dispersos en las tundras de Groenlandia, donde la mayor parte del terreno está cubierto de hielo, y, debido a la escasez de vegetación, dependen de la pesca y la caza de focas, ballenas y renos para subsistir. Sólo durante el verano el clima les permite recolectar frutas y vegetales. Los cereales no forman parte de su dieta tradicional. La dieta, por tanto, es alta en grasa y baja en carbohidratos, debido al elevado consumo de animales marinos. A pesar de su inusual dieta, observaciones casuales hechas a principios del siglo XX por exploradores árticos que convivieron con ellos indicaban que gozaban de excelente salud.[11]

Posteriormente, Bang y Dyerberg, dos científicos daneses, realizaron múltiples viajes a Groenlandia para investigar la paradoja esquimal. Allí, corroboraron que los esquimales que consumían su dieta tradicional tenían baja incidencia de enfermedad cardiovascular.[12] Cuando investigaron los valores de colesterol en su sangre notaron que tenían niveles más bajos que los de los daneses.

La disparidad en los niveles de colesterol no podía ser causada por la cantidad de grasa en la dieta, ya que tanto en Groenlandia como en Dinamarca era alta. La diferencia radicaba en el tipo. La dieta de los daneses era rica en lácteos y carne, fuentes importantes de grasa saturada, mientras que la de los esquimales era alta en grasa omega 3, proveniente de los animales marinos de los que se alimentaban.[13] Cuando se percataron que las omega 3 tenían el curioso efecto de disminuir el nivel de colesterol, en vez de aumentarlo, y además prevenían la formación de coágulos sanguíneos que bloquean las arterias, concluyeron que tenían un efecto protector.[14]

La explicación para la paradoja de los esquimales radicaba, pues, en que existen diferentes categorías de grasas. No todas son perjudiciales.[15] De hecho, la sospecha se centró en una en particular: la saturada.[16] Esto dio lugar a la hipótesis que propone que el consumo de grasa saturada eleva los niveles de colesterol en la sangre, propiciando que se acumulen y formen placas en las arterias. Eventualmente las arterias se obstruyen, lo que puede desembocar en el temible, y potencialmente mortal, ataque al corazón, o como lo llaman los médicos, infarto de miocardio.[17] A continuación vamos a ver un estudio que le dio gran impulso a esta hipótesis.

El Estudio de los Siete Países

El estudio de los siete países, dirigido por Keys, representaba para él la culminación de las investigaciones que había iniciado en Nápoles y Madrid. Era un ambicioso proyecto que incluía a más de doce mil personas de los siete países que lo componían: Italia, Grecia, Japón, Estados Unidos, Holanda, Finlandia y la entonces Yugoslavia.[18]

Keys tomó muestras de colesterol de las personas que participaron en el estudio, evaluó su dieta y vigiló el desarrollo de la enfermedad cardiovascular a lo largo de los años. Finalmente, la población que mayor nivel de enfermedades cardiovasculares sufrió fue Finlandia. Este grupo tuvo a su vez una de las ingestas de grasa más altas.[19]

¿Quiere esto decir que hay que evitarlas? Para contestar esta pregunta es necesario saber cuál fue la población que menos enfermedades del corazón padeció. Fue la de los habitantes de la isla mediterránea de Creta, en Grecia. Sorpresivamente, la cantidad de grasa que consumían era prácticamente idéntica a la de los habitantes de Finlandia.[20]

La diferencia radicaba en el tipo. La que predominaba en Finlandia era saturada, proveniente de alimentos como la mantequilla y la carne, mientras que la que prevalecía en Creta procedía del aceite de oliva que consumían en abundancia.[21] Tan abundante era la ingesta, que un estudio previo de la Fundación Rockefeller indicaba que la comida en Creta "nadaba en aceite de oliva".[22] Es decir, al igual que en Finlandia, la ingesta de grasa en Creta también era alta. Sin embargo, las consecuencias eran opuestas, dependiendo de cuál predominaba, lo que implicaba que lo importante no era la cantidad, sino el tipo.

El estudio de los siete países también estableció que una dieta alta en grasa puede ser más saludable que una baja en grasa, siempre y cuando sea la adecuada. Por ejemplo, la segunda población que menos enfermedad cardiovascular padeció, después de Creta, fue la de una localidad japonesa donde el consumo de grasa era bajo.[23]

En otras palabras, una región con mayor ingesta de grasa, Creta, tenía menor incidencia de enfermedad cardiovascular que una localidad japonesa donde el consumo era inferior. Nuevamente, si el tipo de grasa es el adecuado, como el aceite de oliva consumido en Creta, la cantidad de grasa que se incluye en una dieta equilibrada pierde relevancia.

En resumen, *El estudio de los siete países* concluyó dos cosas. Primero, hay grasas que protegen el corazón, como el aceite de oliva que componía la dieta mediterránea.[24] Segundo, las saturadas aumentan el riesgo de infarto, por lo que se debían restringir alimentos como la carne, el queso y la mantequilla.[25]

La primera conclusión ha sido ampliamente validada por la ciencia. Numerosos estudios han evaluado la relación entre la dieta mediterránea y la salud, corroborando sus beneficios.[26] Los efectos se deben en gran medida al aceite de oliva, que es el ingrediente estrella en la dieta.

La segunda conclusión, en cambio, ha sido cuestionada.[27] Se ha puesto en duda que la grasa saturada sea perjudicial para el corazón. Análisis recientes no la relacionan con la enfermedad cardiovascular.[28] Esto ha causado asombro, ya que el mensaje que advierte que las grasas saturadas son malas ha sido repetido incesantemente durante las últimas décadas.

La polémica no es nueva. De hecho, la conclusión alcanzada por *El estudio de los siete países* con relación a las grasas saturadas, contradecía lo observado en Tokelau.

El Estudio de las Islas de Tokelau

Tokelau se compone de tres pequeñas islas situadas en la inmensidad del océano Pacífico. Sus habitantes subsisten con una dieta basada en coco, pescado y el fruto del árbol del pan. Su alimentación es única: posiblemente sea la que mayor contenido de grasa saturada tiene en el mundo.

Esto se debe a que sus habitantes desayunan, almuerzan y cenan coco. Se las ingenian para añadirlo a todas sus comidas. Más de la mitad de las calorías que consumen diariamente proviene de esta fruta, la cual contiene niveles excepcionalmente altos de grasa saturada. Tomando en cuenta su alta ingesta, se supone que los habitantes de Tokelau irremediablemente caigan fulminados por un infarto. Sin embargo, la realidad es otra. ¡En Tokelau hay bajos niveles de enfermedades del corazón![29]

Sorpresivamente, para que se materialice el infarto, los habitantes de Tokelau tienen que dejar de comer coco. Es cuando se mudan a Nueva Zelanda, país del que forman parte, y abandonan su dieta tradicional, que aumenta su riesgo de morir del corazón. ¿Cuál es la explicación? Que la dieta de Nueva Zelanda incluye comida chatarra. Cuando los habitantes de Tokelau abandonan el coco, el pescado y la fruta del árbol del pan, y los sustituyen por azúcar, cereales refinados y otros productos ultra-procesados, su salud se deteriora.[30] En otras palabras, el problema no es la grasa saturada del coco, sino incorporar comida chatarra a la dieta.

Después de todo, el coco no tiene por qué preocuparnos. Es una suculenta fruta tropical que se ha consumido en el Pacífico y la Polinesia durante miles de años, mucho antes que las enfermedades del corazón se convirtieran en la principal causa de muerte en el mundo. El verdadero culpable se encuentra en la comida mega-procesada que fomentó el comercio a partir de la revolución industrial, poco antes de que las enfermedades cardiovasculares se transformaran en el asesino en serie que hoy representan.

En cuanto al rol que juegan las grasas saturadas en el colesterol, es necesario aclarar algo. Hay diferentes tipos de colesterol, y contrario a lo que originalmente se pensaba, no todos son perjudiciales.[31] Por eso, ahora se diferencia entre el bueno y el malo. Para evaluar el impacto de la grasa saturada en el colesterol, hay que tomar en cuenta cómo afecta ambos tipos.

Entonces, ¿cómo impacta la grasa saturada el colesterol? Elevando tanto el bueno como el malo. El resultado neto es que el bueno neutraliza el malo.[32] Por esta razón, los estudios más abarcadores de los últimos años no han vinculado las grasas saturadas con las enfermedades del corazón.[33]

En cambio, cuando la grasa saturada se sustituye por azúcar y cereales refinados, disminuyen ambos tipos de colesterol. Es decir, a pesar de reducir el malo, también bajan el bueno. Además, elevan los triglicéridos, un tipo de grasa que incrementa el riesgo de enfermedad cardiovascular.[34] El azúcar en particular conlleva un peligro adicional, al aumentar el riesgo de hipertensión.[35]

Cuando analizamos en conjunto todos los efectos, encontramos que sustituir grasas saturadas por azúcar y cereales refinados no confiere beneficios en la salud. Por el contrario, incrementa el riesgo de sufrir un infarto.[36] Por lo anterior, es preferible reemplazar la grasa saturada por aceite de oliva y las grasas omega 3 del pescado y las nueces,[37] o por carbohidratos de alta calidad, como los cereales integrales y las legumbres.[38]

No es de extrañar, entonces, que los habitantes de Tokelau salgan mejor librados comiendo coco que la retahíla de carbohidratos refinados que encontramos hoy en las sociedades modernas. En realidad, lo importante es saber distinguir entre alimentos naturales y productos ultra-procesados. En la medida que escoges los primeros y te libras de los segundos, te proteges.

Lamentablemente, a menudo no sabemos diferenciarlos. Incluso las autoridades médicas son propensas a cometer este error, lo que confunde a la población. Un dramático ejemplo de esta situación lo veremos a continuación, cuando examinemos las consecuencias de la campaña nutricional más famosa de todos los tiempos.

Una campaña fallida

En 1992, el gobierno de los Estados Unidos presentó la pirámide alimentaria, una guía visual de lo que se convertiría en un fiasco nutricional de proporciones faraónicas. El problema fue que la pirámide tenía dos errores fundamentales que contribuirían a la epidemia de diabetes y obesidad que se desarrollaría en las dos próximas décadas y que todavía hoy sufrimos. Los dos errores estaban resumidos en la recomendación principal que se derivaba de la guía: adopta una dieta baja en grasa.

La recomendación de adoptar una dieta baja en grasa no compaginaba con la evidencia científica disponible y levantó suspicacias en una de las más renombradas figuras de la nutrición. Walter Willett, decano del Departamento de Nutrición de la Escuela de Salud Pública de la Universidad de Harvard, advirtió, en la edición del 22 de abril de 1994 de la revista *Science*, que los efectos a largo plazo del tsunami de productos bajos en grasa que se avecinaba no eran claros, y en algunos casos podían ser adversos.[39] El tiempo le daría la razón.

El primer error de la pirámide: todas las grasas son malas

El primer error de la pirámide consistió en limitar el consumo de todas las grasas. Éstas se encontraban en la cúspide de la pirámide, la parte que menos espacio ocupaba. Estaban acompañadas de una directriz dirigida a restringir su consumo. Como la pirámide no diferenciaba entre los tipos de grasa, todas acabaron siendo limitadas, aun las saludables. Ejemplo de ello fue que el aceite de oliva extra virgen era tratado de igual forma que las grasas "trans" artificiales, a pesar de tener efectos opuestos en la salud.[40]

De dónde surgió la recomendación de una dieta baja en grasa parece una incógnita difícil de resolver. Muchos piensan que Keys influyó en la recomendación de la pirámide, por ser una figura de renombre que siempre defendió una dieta baja en grasa. Sin embargo, su postura resulta sorprendente, ya que como hemos visto, los resultados de *El estudio de los siete países*, que él mismo dirigió, no justificaban la recomendación.[41]

A pesar de estas incongruencias, existe una clave que ayuda a resolver el enigma. La clave nos la da una creencia muy afincada en la mente de muchas personas, incluyendo la del propio Keys: las grasas engordan. Esta creencia es fundamental, ya que una vez se acepta que engordan, se hace fácil inculparlas a todas. La lógica detrás de este argumento es que las grasas tienen nueve calorías por gramo, mientras que los carbohidratos y la proteína tienen menos de la mitad. Es decir, la grasa es una fuente más concentrada de calorías.[42] Como todas comparten esta cualidad, acabaron siendo juzgadas y condenadas por igual.

Lo anterior se desprende de una declaración que hizo un comité de la Sociedad Americana del Corazón en 1961, en lo que puede considerarse la primera guía que establece un límite en el total de grasa que debe haber en la dieta. El comité, del cual Keys formaba parte, puntualizó que las grasas son más calóricas que los carbohidratos y las proteínas, y recomendó, como medida para prevenir la obesidad, reducir su consumo. Como la obesidad aumenta el riesgo de padecer enfermedad cardiovascular, la creencia de que todas engordan proveía una justificación para limitarlas por igual.[43]

Si la grasa engorda o no lo veremos más adelante en este capítulo. Por ahora, continuaremos enfocados en el primer error de la pirámide, la directriz de limitarlas a todas. Para ello, exploremos el efecto que tienen las diferentes grasas en la salud.

Ya vimos, por ejemplo, que las omega 3 procedentes del pescado protegen a los esquimales contra las enfermedades cardiovasculares. Ahora bien, las omega 3 también pueden provenir del mundo vegetal.[44] Entre los alimentos que contienen mayores cantidades de omega 3 vegetal están las nueces,[45] y cuando se consumen en abundancia, vegetales de hojas verdes[46] como la espinaca, las acelgas y la lechuga romana. Estos alimentos también forman parte de la dieta mediterránea,[47] y al igual que ocurre con el aceite de oliva,[48] contribuyen a su efecto protector. Para analizarlo en detalle, veamos el estudio *PREDIMED*.

PREDIMED demostró que una dieta mediterránea suplementada con aceite de oliva extra virgen o con nueces, almendras y otros frutos secos, es más efectiva para prevenir la enfermedad cardiovascular que una dieta baja en grasa. En el estudio se seleccionaron personas que estaban expuestas a sufrir un ataque al corazón. Cada uno de los miles de participantes fue asignado al azar a uno de tres grupos. En dos de los grupos se incorporó una dieta mediterránea suplementada con frutos secos o aceite de oliva extra virgen, y en el grupo restante se asignó una dieta baja en grasa. Años después, cuando concluyó la investigación, se comparó la presencia de enfermedad cardiovascular en los diferentes grupos y se comprobó el efecto protector de las dos variantes de dieta mediterránea.[49]

Los dos grupos asignados a las dietas mediterráneas se beneficiaron de una reducción sustancial en la enfermedad cardiovascular. El efecto protector fue similar al que es posible obtener con ciertos medicamentos actualmente disponibles que nivelan el colesterol en personas de alto riesgo, sin sus efectos secundarios.[50]

Esto quiere decir que contrario al mensaje que enviaba la pirámide, no todas las grasas son malas. Por eso, una dieta baja en grasa no necesariamente representa la mejor opción. El estudio de *La iniciativa de salud de las mujeres* es muestra de ello. Esta investigación, en la cual participaron más de cuarenta mil féminas, exploró el efecto de una dieta baja en grasa en la prevención de diversas enfermedades. Después de ocho años, los resultados indicaron que la dieta baja en grasa no disminuyó el riesgo de sufrir un ataque al corazón.[51]

¿Qué conclusiones puedes sacar de la información que has visto hasta ahora? Primero, no todas las grasas son malas. Hay unas que son buenas y juegan un rol protector en la salud. Lo importante es saber distinguir las saludables de las que no lo son, de forma que puedas hacer la mejor selección. Segundo, una dieta baja en grasa no es garantía de mejor salud.

De todas formas, es bueno aclarar que no todas las dietas bajas en grasa son ineficaces. Algunas son saludables, incluyendo la japonesa.[52] Lo que sucede es que para disfrutar de buena salud, la dieta baja en grasa no es un requisito indispensable. Existen otras opciones.

Ahora que hemos identificado el primer error de la pirámide, es momento de describir el segundo.

El segundo error de la pirámide: todos los carbohidratos son buenos

A pesar de estar abajo, en la base de la pirámide, los carbohidratos ocupaban un puesto envidiado por las grasas. Esto se debe a que la base de la pirámide es la parte más ancha de la figura, la que ocupa mayor espacio. Visualmente el mensaje era "consume más carbohidratos".

Existe variedad de carbohidratos. Las frutas y vegetales contienen carbohidratos. Las lentejas, los garbanzos, los frijoles y las demás legumbres también. El arroz, el trigo, el maíz y otros cereales representan una categoría adicional. Ahora bien, la base de la pirámide estaba compuesta por un tipo específico de carbohidrato: el de los cereales.

Las frutas y vegetales estaban localizados encima de los cereales, en un espacio más pequeño, y las legumbres estaban encima de las frutas y vegetales, en un espacio más reducido aún, en compañía de la carne y los productos lácteos. Es decir, la directriz de la pirámide no era meramente comer más carbohidratos; el mensaje iba dirigido a consumir principalmente cereales.

Lamentablemente, la directriz de consumir más cereales tornó dañino el mensaje, al no diferenciar los integrales de los refinados. Esta diferencia es crucial, ya que sus efectos en la salud son opuestos. Los integrales son saludables. Los refinados, perjudiciales.[53]

Los integrales preservan sus nutrientes sin ser trastocados por la mano del hombre. Son creación de la naturaleza. Nos hemos alimentado de ellos por miles de años, beneficiándonos de sus propiedades. El arroz y la harina de trigo, en su forma integral, son ejemplos de estos cereales. Los refinados, en cambio, son una creación del comercio. Al procesarlos, la industria los despoja de una de sus partes principales: el salvado.

El salvado es la cáscara del grano del cereal, donde se encuentra la mayor parte de la fibra.[54] Por eso, al removerlo, el cereal pierde casi toda su fibra.[55] Esto es perjudicial, ya que hace que el cereal se digiera y absorba más rápido, ocasionando que el azúcar sanguíneo se eleve.[56]

Como el azúcar sanguíneo, también llamado glucosa, tiene que mantenerse en niveles adecuados, el cuerpo entra en acción de inmediato y segrega una hormona llamada insulina, con el fin de disminuir la glucosa. El problema es que la rápida acción de la insulina, producto del fuerte estímulo provocado por el cereal refinado, puede agravar la situación, al ocasionar que la glucosa descienda más de lo aconsejable.[57] Esta caída estimula el apetito.

La mejor forma de visualizar estas fluctuaciones en los niveles de azúcar es pensando en una montaña rusa, donde el azúcar sube rápido, y, de repente, debido a la acción de la insulina, cae en picada. El resultado es que cuando el azúcar disminuye súbitamente, se activa una señal que le dice al cuerpo que necesita más energía. Entonces, se abre el apetito. Si para calmar el hambre, se comen más carbohidratos refinados, la montaña rusa se activa nuevamente y el problema se repite, convirtiéndose en un círculo vicioso. Esta es una de las razones por las cuales los cereales refinados engordan.

Contrario a los refinados, los integrales no trastocan los niveles de azúcar sanguíneo. Además, gracias a la fibra del salvado, hacen que la comida permanezca más tiempo en el estómago, lo que nos mantiene saciados. Asimismo, como la fibra ocupa espacio, disminuye más el apetito. La ventaja es que retrasas el hambre y comes menos.

Lo anterior significa que, cuando ingieres cereales refinados con regularidad, al menos dos mecanismos contribuyen a que comas más. Primero, el azúcar sanguíneo se va a montar en la montaña rusa, y cada vez que baje te impulsará a seguir comiendo.[58] Segundo, al no saciarte, por estar desprovistos de fibra, te va a dar hambre más rápido.[59] Estos mecanismos propician que acabes comiendo más y que eventualmente ensanches tu cintura.

El efecto fue que años después de presentarse la pirámide alimentaria y desatarse una cacería de brujas contra todas las grasas, el sobrepeso y la obesidad en Estados Unidos y los países que se hicieron eco de la recomendación aumentaron a niveles epidémicos.[60] El consejo de disminuir el consumo de grasas y sustituirlas por cereales refinados provocó precisamente lo que se quería evitar.

La mayoría de los cereales que están disponibles en los supermercados son refinados, por lo que el mensaje de consumirlos más, sin mencionar los integrales, equivalió a decir que los comiéramos refinados. Las personas sustituyeron grasas beneficiosas como las que se encuentran en las nueces y el aceite de oliva por carbohidratos como el pan blanco. Debido a que estos carbohidratos activan el apetito más rápido, las personas acabaron ingiriendo más calorías. El aumento de calorías,[61] acompañado de un estilo de vida sedentario,[62] resultó en las epidemias que hoy padecemos.[63]

Por si fuera poco, también se desató una avalancha de productos a los que, mediante algún misterioso mecanismo, se les eliminó la grasa. Esto representó un atentado al paladar, como podemos percibir cuando nos sometemos al suplicio de degustar alguna de las mayonesas sin grasa que todavía pululan en los supermercados.

Además, productos despojados de grasa, pero hechos de harinas refinadas, fueron disimuladamente rellenados de azúcar para hacerlos más apetecibles.[64] Por ejemplo, galletas azucaradas hechas de harina blanca, a las que se les había añadido unos pocos copos de avena, de repente eran mercadeadas como saludables, por el hecho de ser bajas en grasa.

Las consecuencias de tales sinsentidos eventualmente afloraron, al punto que Frank Hu, colega de Walter Willett en la Universidad de Harvard, admitió, en un escrito publicado en una revista médica, que la campaña baja en grasa ocasionó un aumento en el consumo de azúcar y carbohidratos refinados, lo que propició "una consecuencia no intencionada que probablemente alimentó las epidemias gemelas de obesidad y diabetes".[65] Unos años antes, tanto Willett como Hu ya habían declarado que la campaña baja en grasa estuvo basada en "poca evidencia científica".[66] Esto quiere decir que en los círculos académicos no es ningún secreto que la campaña baja en grasa fracasó, no solo porque demonizó todas las grasas, sino porque no distinguió entre los carbohidratos buenos y los malos.

Atkins al rescate

Ante resultados tan decepcionantes, no es de extrañar que se gestara una revolución a favor de las grasas y en contra de los carbohidratos. Para muchos, el inicio de esta toma de la Bastilla fue el 7 de julio de 2002, cuando el periodista de temas de ciencia Gary Taubes, publicó un explosivo artículo de portada en la revista dominical del influyente periódico *The New York Times*.

La portada de la revista tenía una enorme chuleta con un pedazo de mantequilla encima, y preguntaba retóricamente "¿Y qué si la grasa no engorda?". En el artículo, Taubes expuso que la campaña baja en grasa pudo haber contribuido a la epidemia de obesidad en Estados Unidos. Más impactante aún, planteó que el Dr. Atkins, archienemigo declarado de las dietas bajas en grasa y promotor de una dieta baja en carbohidratos que permite churrascos y chorizo, podía, después de todo, tener razón.[67]

De repente, en uno de esos giros inesperados de la vida, el herético creador de la dieta Atkins, ridiculizado durante años por la clase médica por su defensa de los desayunos que incluyen tocino con huevos fritos en mantequilla, se convirtió en héroe, destinado a salvar a la población de las garras de la obesidad a fuerza de bistec y salchichas. Una avalancha de seguidores adoptó su dieta, felices de que bajarían de peso comiendo alimentos "prohibidos". Fue tal su popularidad, que la revista *Time* lo seleccionó una de las diez personas más influyentes del año 2002.[68]

De acuerdo a Atkins, para bajar de peso es necesario restringir los carbohidratos. Alimentos como el arroz, el pan y las papas quedan excluidos de la dieta. Para él, las grasas que consumimos, lejos de convertirse en grasa corporal, nos ayudan a adelgazar. Atkins planteaba que al restringir los carbohidratos, se evitan las montañas rusas de azúcar sanguíneo que impulsan el hambre. Además, al no utilizar como combustible los carbohidratos que provee la dieta, el cuerpo recurre a los depósitos de grasa corporal como fuente de energía alterna.[69] Por tanto, ingerir grasa no engorda, sino que adelgaza.

Dado que esta dieta es alta en grasa, representa una excelente oportunidad para saber si en realidad la grasa engorda. ¿Qué dicen los estudios? Veamos tres de ellos, publicados en reconocidas revistas médicas. En todos los estudios se comparó la dieta Atkins con dietas bajas en grasa, lo que permitió identificar cuál es más efectiva.

Los dos primeros fueron publicados en 2003 y 2004. Los resultados indicaron que ambas dietas fueron igualmente efectivas.[70] El tercer estudio, conocido como el *Estudio de pérdida de peso de la A a la Z* y publicado en 2007, incluyó más participantes que los dos anteriores combinados. En esta investigación la dieta Atkins fue más efectiva.[71] En conclusión, los resultados indicaron que la dieta Atkins puede ser igual o más efectiva para bajar de peso que la baja en grasa.

Los hallazgos indicaron que las personas asignadas a la dieta Atkins ingirieron pocas calorías, lo que causó que adelgazaran tanto o más que los que siguieron la dieta baja en grasa. Esto es sorprendente, ya que a pesar de ingerir más grasa, un alimento más calórico, acabaron consumiendo un número equivalente de calorias, e incluso menor. ¿Qué explicación hay?

Parece ser que además de la eliminación de los carbohidratos refinados y el consabido efecto de la montaña rusa que induce a comer más, el aumento en la ingesta de proteína que ocasiona la dieta Atkins pudo haber contribuido a la pérdida de peso. Esto se debe a que muchos de los alimentos que la componen aportan proteína. Como la proteína sacia, se permanece lleno más tiempo.[72] Al final del camino, se acaban ingiriendo menos calorías.

La dieta Atkins puede ser efectiva para adelgazar, pero, ¿es la mejor opción a largo plazo? No. Existen mejores alternativas. Aunque puedes adelgazar comiendo chorizo, salchichas y tocino, es importante valorar la calidad del alimento. El aceite de oliva extra virgen y frutos secos como nueces, almendras y pistachos son mejores opciones, ya que proveen grasas saludables que vienen acompañadas de antioxidantes que salvaguardan tu organismo.

Ejemplo de ello fue la conclusión a la que llegó un estudio realizado por la Universidad de Harvard. El estudio identificó que el efecto en la salud de una dieta baja en carbohidratos dependía de los alimentos que la integraban. Cuando la dieta estaba compuesta por alimentos de origen animal, el riesgo de muerte incrementaba, mientras que cuando se componía de alimentos vegetales, disminuía.[73]

Las temibles grasas "trans"

Ahora que sabes que hay diferentes tipos de grasa, tal vez te preguntes cuáles son las nocivas. Las perjudiciales son las hidrogenadas, comúnmente llamadas "trans". Estas grasas no son creadas por la naturaleza, sino por el hombre. Nos acompañan desde hace apenas cien años. Nunca antes, en su larga historia, estuvo el ser humano expuesto a ellas.[74] Son un engendro de la revolución industrial, producidas añadiéndole hidrógeno al aceite vegetal.

Como el cuerpo no está adaptado a este invento, su efecto es nocivo. Estas grasas tienen efectos perversos en el colesterol, al subir el malo y bajar el bueno,[75] lo que las hace letales para el corazón. Solo en Estados Unidos, se estima que causaron al menos treinta mil muertes en un año.[76] ¡No en vano están prohibidas en Dinamarca![77]

Si tanto daño hacen, te preguntarás por qué se utilizan. La respuesta es dinero. Tienen gran utilidad comercial.[78] La industria de alimentos idolatra estas grasas porque son baratas. Además, dado que alargan la vida útil de los productos a los que se les añade, permiten que puedan estar más tiempo en los anaqueles de los supermercados, incrementando así las ganancias. Por eso, se utilizan a diestra y siniestra.

Muchos restaurantes las usan para freír. También son utilizadas para hornear galletas y panecillos a nivel industrial. Algunas margarinas las contienen. ¿Cómo puedes protegerte de ellas? Una forma es verificando la lista de ingredientes de los alimentos que compras. Asegúrate que no aparezcan las palabras "aceites vegetales hidrogenados", "aceites vegetales parcialmente hidrogenados" o "grasas trans". La otra forma es evitando la comida chatarra.

En resumen, hay dos conclusiones que puedes sacar de este capítulo. Primero, saber que no todas las grasas son malas y aprender a distinguir las buenas de las que no lo son. Las omega 3 que predominan en el pescado y las nueces, y las del aceite de oliva extra virgen son la mejor opción. Asegúrate que tu dieta las contenga. La grasa saturada de la carne roja y la mantequilla la puedes consumir con moderación, en el contexto de una dieta balanceada que incluya variedad de alimentos vegetales y excluya productos ultra-procesados. Las "trans" debes eliminarlas.

Segundo, las grasas, a pesar de ser más calóricas que los carbohidratos y las proteínas, no necesariamente engordan. Para adelgazar, no es un requisito indispensable una dieta baja en grasa. Puedes disfrutar el sabor que le añade a la comida y a la vez perder peso. Lo importante es evitar excesos.

En cuanto a la posición de Atkins frente a los carbohidratos, ¿es cierto que engordan?, ¿en realidad es necesaria una dieta baja en carbohidratos para mantener la línea?, ¿debemos tenerle fobia a los carbohidratos, tal como se la tuvimos a las grasas? La contestación a estas preguntas las verás en el próximo capítulo.

4

∿

BLANCO COMO UN COPO DE NIEVE

Una epidemia se apoderó de Indonesia. Era el año 1886, y la enfermedad, caracterizada por fatiga extrema, pérdida de apetito y parálisis, a menudo degeneraba en fallo cardiaco, tornándose mortal. Muchas de las personas afligidas por la dolencia fallecían. ¿Cómo se llamaba la peste que azotaba la región? Beriberi.[1]

Para ese entonces, Indonesia era colonia holandesa, y la situación generó alarma en las autoridades, ya que al debilitar la fuerza laboral, amenazaba los intereses económicos de la metrópoli. Además, los soldados destacados en el archipiélago para preservar el poder colonial también sufrían el azote del mal.[2]

Para remediar la crisis, se envió una comisión médica para identificar la causa de la epidemia, con la esperanza de hallar una cura. En ese entonces se pensaba que el beriberi era una enfermedad infecciosa, ocasionada por una bacteria. Para desarrollar una vacuna, el doctor Cristian Eijkman, miembro de la comisión, inició una investigación en animales de laboratorio.[3]

Como parte de sus estudios, Eijkman le inyectó a un grupo de pollos un microbio que él pensaba les transmitiría el beriberi. Estos pollos desarrollaron el mal, aunque curiosamente, los pollos que no habían sido inyectados también desarrollaron los mismos síntomas. Eijkman pensó que los pollos inyectados habían contagiado a los otros. Sin embargo, repentinamente, todos se curaron. Algo inexplicable, ya que aún no habían recibido ningún tratamiento.[4]

Eijkman caviló intensamente tratando de hallar una explicación para la misteriosa recuperación de los animales. ¿Cómo podía armar el rompecabezas? Inesperadamente, un ayudante le proveyó la clave. La enfermedad y posterior recuperación de los pollos había coincidido con un cambio en su dieta.[5]

Contrario a la práctica habitual de alimentarlos con arroz integral, a los animales se les empezó a dar arroz blanco proveniente de un hospital militar cercano. El arroz sobraba del día anterior y el cocinero del hospital lo proveía gratis. Fue en ese momento que los pollos se enfermaron. Posteriormente, un nuevo cocinero no quiso continuar la práctica y los pollos volvieron a ser alimentados de la forma acostumbrada, con el integral. Súbitamente, todos se recuperaron.[6]

Es decir, los animales se enfermaron cuando comieron arroz blanco. Tan pronto la dieta revirtió al integral, la enfermedad se desvaneció. La relación entre el mal y la dieta era clara. Eijkman ya tenía la hipótesis: el beriberi era causado por el arroz blanco.[7] Para confirmar su sospecha, comenzó una serie de experimentos que le permitieron confirmar el vínculo entre la dieta de los pollos y la enfermedad. A su antojo, la causó con arroz blanco y la curó con integral. El próximo paso era validar esta hipótesis en humanos.[8]

Con la ayuda de un colega, inspector de salud pública, Eijkman inició su investigación en seres humanos utilizando una población ideal: presidiarios. Los reos eran idóneos. Primero, tenían que comer lo que les daban, ya que no decidían sobre su dieta. Segundo, el régimen colonial represivo permitía un estudio a gran escala, dado el alto número de prisioneros. Tercero, y más importante aún, no todos los presos eran alimentados de la misma forma. En algunas prisiones se les daba arroz blanco y en otras uno menos refinado. Las condiciones del experimento estaban dadas de forma natural y se podía comparar fácilmente el efecto de ambas dietas.[9]

Los resultados de la investigación hablaron por sí solos. En las prisiones donde los presos recibían arroz blanco la presencia de beriberi era muy alta, mientras que en las cárceles donde a los reos se les daba el menos procesado la incidencia era mínima. Ante esos resultados, el inspector de salud intervino para cambiar la dieta de las cárceles, de forma que en todas se sustituyera el arroz blanco. Hecho esto, la enfermedad fue eliminada de los presidios.[10]

Ahora bien, ¿qué diferencia el arroz blanco del integral? Al blanco se le extrae el salvado, un importante componente del grano. Esto hizo sospechar a Eijkman que el salvado tenía una sustancia protectora que al eliminarse causaba que el arroz desarrollara un agente tóxico. Para Eijkman, el salvado neutralizaba esa sustancia nociva, aún desconocida.[11]

Esta suposición no era correcta, ya que el problema no era que el arroz tenía un componente pernicioso, sino que al pulirlo y quitarle el salvado, perdía un nutriente esencial. Fue el sucesor de Eijkman en Indonesia quien descubrió que el beriberi, más que una enfermedad infecciosa, se debía a una deficiencia en la dieta.[12] ¿Cuál era el nutriente que faltaba una vez se removía el salvado? La respuesta era una incógnita.

Tras años de estudios, finalmente se descubrió la misteriosa sustancia que prevenía el beriberi: la vitamina B1. Para la época que Eijkman comenzó sus investigaciones se conocía la importancia de las grasas, las proteínas y los carbohidratos, pero se desconocía la existencia de las vitaminas, compuestos que eran necesarios en pequeñas cantidades.[13] Fue gracias a la labor de Eijkman que se abrió una nueva etapa en la historia de la nutrición, la que culminó con el descubrimiento de las vitaminas. En 1929, recibió un premio Nobel como reconocimiento a su labor.[14]

En este punto, es importante contestar una pregunta. El arroz comenzó a cultivarse hace miles de años en Asia, lo que catapultó la civilización china, una de las más antiguas de la humanidad. Durante todo ese tiempo la gente lo comió sin enfermarse. Entonces, ¿por qué fue a finales del siglo diecinueve que se tornó tan dañino? La respuesta se encuentra en el desarrollo de nuevas tecnologías.[15]

Para ese entonces, en plena Revolución Industrial, habían llegado a Indonesia modernas máquinas de vapor capaces de procesar el arroz a gran escala. Ya no era necesaria la engorrosa tarea de procesarlo a mano. El problema era que este nuevo mecanismo removía completamente el salvado, y con él se esfumaba la vitamina B1.[16] El arroz quedaba blanco y pulido como un copo de nieve. Agradable a la vista, pero traicioneramente mortal.

Este engendro industrial tuvo efectos nefastos en algunos sectores de la población. Específicamente los pobres y los presos fueron los que con mayor resignación tuvieron que soportar la saña del beriberi. ¿Por qué ellos? Porque su situación económica los limitaba a una dieta monótona.[17]

Como dependían para su subsistencia de un cereal al que se le había eliminado un nutriente esencial, quedaban expuestos a sufrir la enfermedad. Ahí radica la importancia de una alimentación variada. El ser humano necesita múltiples nutrientes para preservar su salud. En la medida que la dieta sea diversa se satisfacen esas necesidades, ya que los nutrientes que no suple un alimento los aporta otro. A eso se debe que la gente adinerada que comía arroz blanco no padecía beriberi. Su dieta era variada y suplía los nutrientes que había perdido el arroz.

La epidemia que ocurrió en Indonesia no fue un evento aislado. Una crisis similar ocurrió en Estados Unidos a principios del siglo XX, solo que en esta ocasión el protagonista fue el maíz.

El mal de la rosa

A partir de 1906, una epidemia de pelagra sacudió el sur de Estados Unidos. Se extendió por más de treinta años y se estima que causó cien mil muertos. La temible enfermedad, llamada "mal de la rosa" por las erupciones rojas que provocaba en la piel, se caracterizaba por cuatro palabras que comienzan con "d": diarrea, dermatitis, demencia y deceso. Al igual que el beriberi, al principio se pensó que era una enfermedad contagiosa.[18]

Joseph Goldberger, médico nombrado por el gobierno para investigar la crisis, observó un vínculo entre la enfermedad, la pobreza y una dieta basada en harina de maíz. Además, le llamó la atención que en los hospitales que cuidaban a los enfermos, los médicos y las enfermeras nunca se infectaban, aun cuando tenían contacto directo con los pacientes.[19]

Es decir, a pesar de ser una enfermedad supuestamente contagiosa, el personal médico que atendía a los pacientes parecía inmune a la pelagra. Cuando Goldberger descubrió que la dieta de las enfermeras y los médicos era más variada, concluyó que el mal no era infeccioso, sino que se debía a una dieta monótona.[20]

Goldberger decidió probar su hipótesis en dos orfanatos afectados por pelagra. Diversificó la dieta de los niños con más alimentos y observó que en poco tiempo casi todos se curaron. Además, no surgieron nuevos casos del mal.[21] Convencido del origen dietario de la enfermedad, dedicó los años posteriores de su vida a encontrar el nutriente que faltaba en la dieta de los pacientes de pelagra. Lamentablemente, la muerte le sobrevino en 1929 sin haber encontrado el remedio. Pocos años después, se descubrió que la deficiencia de vitamina B3 era la que causaba la pelagra.[22] Al igual que con el beriberi, la ausencia de una vitamina había causado estragos, azotando a las clases desfavorecidas que se alimentaban insuficientemente.

Ya sabemos que en el caso de Indonesia el problema fue el arroz blanco. ¿Cuál fue la causa de la crisis en el sur de Estados Unidos? El maíz refinado. La base de la alimentación de los pobres era harina de maíz y para esa época, al igual que ocurrió en Indonesia, habían arribado nuevas máquinas capaces de procesar el cereal a gran escala. Este adelanto tecnológico tuvo el efecto de empobrecer la dieta, ya que eliminaba el embrión del grano, un componente que contiene vitamina B3, y que al igual que el salvado, forma parte del cereal integral. La consecuencia fue que la alimentación de los pobres se tornó más deficiente, lo que ocasionó la epidemia de pelagra.[23]

El beriberi y la pelagra representaron el triste debut del carbohidrato refinado. Pero, ¿qué impulsaba la utilización de estas infernales máquinas que procesaban los cereales de forma tan devastadora? El hambre de dinero. Los cereales refinados conllevaban beneficios mercantiles. La industria desdeñaba el integral, ya que en él se encuentran pequeñas cantidades de aceites benéficos que con el tiempo se ponen rancios, haciendo que pierda utilidad comercial.[24]

Al descartarse el embrión y el salvado, se eliminaban estos aceites y, por ende, el problema de la rancidez, lo que hacía que el cereal estuviese disponible para ser mercadeado más tiempo.[25] Se alargaba su vida útil y las ganancias aumentaban. El inconveniente era que al quitar estos componentes, no solo se eliminaban estas pequeñas cantidades de aceite, también se esfumaba casi toda la fibra y numerosos nutrientes, entre los que se encontraban las vitaminas B1 y B3.

Posteriormente, cuando se conocieron los efectos nefastos de estos cereales refinados y se descubrió el rol de las vitaminas, estos productos fueron "enriquecidos", poniéndoles de vuelta parte de los nutrientes que les habían quitado, entre ellos, las vitaminas B1 y B3. Esto puso fin al beriberi, la pelagra y otras enfermedades que son consecuencia de deficiencias nutricionales.[26]

¿Quiere esto decir que el cereal refinado dejó de ser una amenaza para la salud? ¿Que ya no hay nada que temer? ¿Que lo podemos compartir en la mesa con nuestros seres queridos, en la intimidad del hogar, seguros de que nos estamos alimentando bien? No. Como veremos a continuación, el cereal refinado sigue dando guerra.

Las epidemias contemporáneas

Recientemente se publicaron los resultados de un amplio estudio llevado a cabo en Estados Unidos. La investigación abarcó del 1909 al 1997, casi un siglo. Se analizó el impacto que tiene el consumo de carbohidratos refinados en la salud. La conclusión principal fue que la calidad del carbohidrato disminuyó marcadamente durante el siglo veinte. Es decir, el carbohidrato se tornó más procesado. Evidencia de ello fue que hubo una reducción en la ingesta de fibra y un aumento en el consumo de jarabe de maíz.[27]

El jarabe de maíz es un endulzante industrial que se le añade a innumerables productos ultra-procesados, incluyendo caramelos y dulces. Su producción se disparó cuando se utilizó para endulzar los refrescos. Dado que el jarabe de maíz es más barato que el azúcar,[28] la industria encontró en este producto la gallina de los huevos de oro. El problema es que, al igual que el azúcar, provee calorías carentes de nutrientes.

Por otro lado, la disminución en el consumo de fibra no es de extrañar, ya que al producir harina blanca, el trigo queda despojado de la mayor parte de la fibra,[29] igual que ocurre con el arroz blanco. Por eso, una dieta dominada por cereales refinados equivale a una dieta baja en fibra, ya que al eliminar el salvado, se pierde gran parte de ella.[30]

El resultado de comer este carbohidrato de baja calidad fue alarmante. Se detectó una estrecha relación entre su consumo y la epidemia de diabetes que azota Estados Unidos. El estudio recomendó sustituir los carbohidratos refinados por cereales integrales, como medida para combatir la enfermedad. La recomendación se basó en que, contrario al carbohidrato refinado, el cereal integral disminuye el riesgo.[31]

Este rol protector se estableció claramente en seis estudios que investigaron su relación con la diabetes. Los hallazgos combinados de estas investigaciones revelaron que, a mayor ingesta de grano entero, menor es el riesgo de la enfermedad.[32] En cuanto al caso particular del arroz blanco, veamos la conclusión a la que llegó una revisión de todos los estudios llevados a cabo hasta el año 2012, incluyendo varios de China y Japón, poblaciones con alto consumo de este cereal. El análisis concluyó que comer arroz blanco incrementa el riesgo de diabetes. Esto quiere decir que el arroz blanco ya no da beriberi, pero ahora desencadena diabetes.[33] En otras palabras, hemos cambiado una epidemia por otra.

¿A qué se debe que los carbohidratos refinados aumentan el riesgo de diabetes? Una razón es que el cuerpo los convierte rápidamente en glucosa, es decir, azúcar sanguínea. Al eliminarse gran parte de la fibra, el cuerpo los asimila más rápido.[34] El incremento en los niveles de glucosa que se produce viene acompañado de un aumento en la insulina, la hormona que produce el páncreas y que ayuda a mantener el azúcar sanguíneo bajo control.[35]

Lamentablemente, el cuerpo no está diseñado para que el páncreas enfrente continuamente esta avalancha de glucosa. Eventualmente, esta sobre estimulación puede afectar el órgano y con el paso del tiempo disminuir su capacidad de producir insulina. Es como cuando usas algo excesivamente, tarde o temprano se desgasta. Cuando la capacidad de producir insulina se compromete, el azúcar sanguíneo se eleva, lo que podría desembocar en diabetes.[36]

Afortunadamente, no todos los carbohidratos son perjudiciales. Los cereales integrales te protegen contra la diabetes y otras enfermedades crónicas, incluyendo las del corazón.[37] La fibra de la avena, por ejemplo, disminuye el colesterol malo sin perjudicar el bueno.[38] El cereal refinado, en cambio, no ofrece estos beneficios. De hecho, el *Estudio de Framingham*, famoso por establecer por primera vez el rol de la hipertensión y el colesterol en el riesgo de sufrir un infarto, identificó que, contrario a los cereales refinados, los integrales disminuyen la enfermedad cardiovascular.[39]

Además de disminuir el riesgo de estas condiciones, los carbohidratos integrales proveen una ventaja adicional. Reducen el riesgo de cáncer del colon.[40] ¿Cómo lo disminuyen? Una vez más, la fibra viene al rescate. Su presencia en el cereal integral permite que se diluyan sustancias cancerígenas que pueden encontrarse en el intestino grueso, minimizando el riesgo. Además, vitaminas, minerales y antioxidantes que se encuentran en el salvado también pueden tener un efecto protector, independiente de la fibra.[41]

Esto quiere decir que más de cien años después de empezarse a producir carbohidratos refinados a gran escala, todavía pagas las consecuencias de consumirlos, ya que te exponen a mayor riesgo de sufrir los estragos de la diabetes, las enfermedades del corazón y el cáncer del colon. La moraleja es que tienes que estar alerta, ya que lo que le conviene al comercio, no necesariamente te conviene a ti.

Ahora bien, quedan por aclarar las preguntas que nos hicimos al final del capítulo anterior. ¿Es cierto, como decía Atkins, que los carbohidratos engordan? ¿Realmente necesitamos una dieta baja en carbohidratos para quitarnos de encima esos michelines de más que tanto nos afligen?

El rol de los carbohidratos en la epidemia de obesidad

El debate generado durante los últimos años por la lucha a muerte entre las dietas bajas en grasa y las bajas en carbohidratos nos ayuda a despejar la interrogante. Para ello, nada mejor que la batalla campal que se libró entre los doctores Atkins y Ornish.

Ornish ganó popularidad con un estudio en el que logró revertir, sin medicamentos, la enfermedad cardiovascular de sus pacientes. Para ello, utilizó una dieta vegetariana baja en grasa que incluyó yoga y ejercicio.[42] El estudio convirtió a Ornish en el gurú de las dietas bajas en grasa.

Ornish y Atkins representaban opuestos irreconciliables. En un extremo Atkins y su dieta baja en carbohidratos y, en el otro extremo, Ornish y su dieta baja en grasa. Ornish insistía que las grasas engordan, debido a que tienen más calorías por gramo que los carbohidratos.[43] Atkins, por su parte, esgrimía que los carbohidratos elevan los niveles de insulina y azúcar sanguíneo, lo que trastoca el apetito e impide al cuerpo quemar grasa.[44]

Solo compartían que las grasas "trans" eran una bomba de tiempo, y los carbohidratos refinados, un campo minado.[45] El efecto nocivo de estos productos era tan claro, que aun dos personas que nunca se ponían de acuerdo, en eso coincidían. No estaba en discusión que había que erradicarlos de la dieta. Lo que sí estaba en discusión era con qué reemplazarlos.

Ornish proponía reemplazarlos con alimentos integrales de origen vegetal, es decir, cereales de grano entero, legumbres, frutas y hortalizas. Para Ornish, estos carbohidratos eran ideales para adelgazar, porque aportan fibra y pocas calorías. El problema era que se extralimitaba y pretendía reducir todas las grasas, aun las saludables.

Atkins, por su parte, planteaba reemplazar las grasas "trans" y los carbohidratos refinados principalmente con alimentos en los que proliferaba la grasa y la proteína. Su dieta estaba compuesta por abundantes dosis de carne, huevos, pescado y mantequilla. Grasas vegetales como el aceite de oliva también estaban permitidas. Sin embargo, en sus fases iniciales, pretendía eliminar casi todos los carbohidratos, incluso los integrales. Solo ciertos vegetales y un puñado de frutas sobrevivía la purga.

El duelo definitivo entre Ornish y Atkins se dio cuando ambas dietas se enfrentaron en importantes estudios. Gracias a ello, al fin contamos con evidencia científica que contesta la interrogante de cuál es más efectiva. Veamos los resultados de una de las investigaciones más representativas.

En el estudio, de dos años de duración, participaron más de trescientas personas con sobrepeso. Los hallazgos se publicaron en 2010. ¿Cuál fue el resultado? ¡Empate! La pérdida de peso fue similar en ambos grupos. Los investigadores recalcaron que cualquiera de las dos dietas puede ayudar a perder peso.[46] Es cuestión de gustos.

Los resultados corroboraron las conclusiones de los estudios que se llevaron a cabo en 2003 y 2004, los cuales mencionamos en el capítulo anterior. La dieta Atkins fue tan efectiva para perder peso como la dieta baja en grasa. En otras palabras, las grasas no necesariamente engordan. Estos resultados representan un baño de agua fría para quienes recomiendan disminuir la ingesta de grasa como único camino disponible para perder peso.

Pero el baño de agua fría no es solamente para quienes ven las dietas bajas en grasa como única alternativa. ¡También lo es para los que plantean que las dietas bajas en carbohidratos son las verdaderas únicas alternativas! Atkins también estaba equivocado. Los carbohidratos no necesariamente engordan. Se puede adelgazar con ellos.

En resumen, al igual que los defensores de Ornish se equivocaron al concluir que las grasas engordan, los defensores de Atkins también se equivocaron al pensar que los carbohidratos son los que en realidad engordan. ¿Cuál es la solución? Primero, enfocarnos en la calidad del alimento y las calorías ingeridas. Segundo, restarle importancia a la proporción específica de los macronutrientes que componen la dieta. Siempre y cuando sean grasas y carbohidratos de calidad, se puede disfrutar de ambos en el contexto de una dieta equilibrada.

Lo anterior significa que hay buenas noticias para las personas que desean adelgazar. Ya no tienen que someterse a los esquemas inflexibles de las dietas bajas en grasa o bajas en carbohidratos. No tienen que estar sujetos a programas que limitan severamente una categoría completa de macronutrientes. Restringir severamente grasas o carbohidratos conlleva reducir sustancialmente la cantidad de alimentos disponibles.

Otra desventaja de las dietas que arremeten contra las grasas o los carbohidratos es que limitan el provecho que puedes sacarle a muchos alimentos. Veamos el caso de la dieta Atkins. Este enfoque propicia que no consumas suficientes cereales integrales, lo que disminuye la ingesta de fibra y evita que te beneficies de sus propiedades, incluyendo menor riesgo de enfermedades del corazón,[47] diabetes[48] y cáncer del colon.[49] De igual forma, la dieta Ornish no favorece a las nueces y al aceite de oliva extra virgen, debido a su contenido de grasa. Esto restringe los beneficios cardiovasculares que puedes obtener de ellos.[50]

Quiere decir que en vez de una dieta restrictiva, lo que necesitas es un estilo de vida saludable. La alimentación que adoptes tiene que ser variada y flexible, para que la puedas integrar a tu vida con facilidad, sin que te aburra o limite. De lo contrario, vas a acabar como un *yo-yo*, bajando y subiendo de peso continuamente.

En resumen, ninguno de los dos extremos representa una solución óptima. Busca un punto intermedio que te permita beneficiarte de lo mejor de ambos mundos.

De vuelta al pasado

La batalla entre las grasas y los carbohidratos tiene una larga historia. Décadas antes de la contienda entre Atkins y Ornish, ya se había desatado una controversia similar. Se trata de la pugna entre Ancel Keys y el doctor inglés John Yudkin. Vamos a verla, para que tengas una idea completa del origen de la polémica.

Keys, el mismo que mencionamos en capítulos anteriores, defendía a capa y espada que las grasas saturadas eran las culpables de las enfermedades del corazón. Yudkin, en cambio, proponía que el villano era el azúcar. Planteaba que había ocurrido un incremento sin precedentes en su consumo, y que el cuerpo no estaba adaptado para ingerirla en las cantidades exorbitantes que se estaba haciendo, lo que propiciaba el aumento de la enfermedad cardiovascular.[51]

Yudkin sustentaba su argumento indicando que a la par que aumentó vertiginosamente el consumo de azúcar, de igual forma aumentaron los infartos. También proponía que mientras había excepciones al planteamiento de Keys, en cuanto a que un alto consumo de grasa saturada estaba vinculado a mayor riesgo de enfermedad cardiovascular, no existían excepciones al hecho de que un alto consumo de azúcar estaba vinculado a mayor riesgo de enfermedades del corazón.[52]

Un ejemplo eran los habitantes de Tokelau. Como ya vimos, en Tokelau había poca enfermedad cardiovascular, a pesar de ingerirse mucha grasa saturada.[53] En el caso del azúcar, sin embargo, no se hallaba una sola excepción para las sociedades que la consumían en abundancia. Todas tenían un alto riesgo de enfermedades cardiovasculares.

En su afán de advertir el peligro que representaba el azúcar, Yudkin escribió un libro dirigido al público general. Publicado en 1972, lo tituló *Pura, blanca y mortal*, refiriéndose, por supuesto, a la dulce y seductora sustancia.[54] Aunque el libro tuvo buena acogida, no fue suficiente para derrotar a Keys. La grasa saturada acabó siendo responsabilizada por el aumento de los ataques al corazón.

Sin embargo, la historia no termina ahí. Décadas después de que prevaleciera la postura de Keys, el tiempo le dio la razón a Yudkin. Mientras hoy día las grasas saturadas están siendo exoneradas de atentar contra el corazón,[55] investigaciones recientes inculpan al azúcar.[56] Ejemplo de ello es un estudio que evaluó detalladamente la evidencia científica disponible y concluyó que este endulzante aumenta el riesgo de hipertensión, la condición que más contribuye a las enfermedades del corazón.[57]

Pero no solo incrementa la presión arterial, también está involucrado en el desarrollo de la diabetes. Un análisis de datos recopilados en ciento setenta y cinco países reveló que el azúcar aumenta el riesgo de la enfermedad, independiente del peso de la persona.[58] Eso quiere decir que, incluso en personas que no están sobrepeso, tiene efectos perniciosos.

Para finalizar el tema de las grasas y carbohidratos, veamos las conclusiones a las que hemos llegado hasta ahora. En el capítulo pasado vimos que lo fundamental de las grasas, más que demonizarlas a todas, es saber distinguir entre las buenas y las malas. De igual forma, en este capítulo hemos visto que no hay necesidad de condenar a todos los carbohidratos, ya que lo importante es diferenciar entre los que te benefician y los que te perjudican.

Nos queda una última categoría de macronutriente, el de las proteínas. En el próximo capítulo verás qué rol juegan en la dieta y en la salud del planeta.

5

∾

"EL GRAN JEFE BLANCO"

Los Masai son los héroes de las dietas bajas en carbohidrato. Esto se debe a que la carne y la leche constituyen el pan de cada día de esta tribu africana. A pesar de su dieta, estos pastores que visten de rojo y degustan la sangre de los animales que sacrifican, están blindados contra las enfermedades del corazón.[1] Representan el sueño hecho realidad de los amantes de la carne.

Su particular forma de comer, acompañada de baja enfermedad cardiovascular, ha generado desconcierto en los investigadores, quienes plantean que la buena salud de los Masai se debe a su elevada actividad física.[2] Sin embargo, los defensores de las dietas bajas en carbohidrato plantean que su buena salud se debe a su alimentación, por lo que nos invitan a seguir su ejemplo y atiborrarnos de morcilla, tocino, embutidos y el queso que se nos antoje.

Los Masai tal vez te confundan. Ellos, al igual que los cazadores-recolectores que vimos en el primer capítulo, están protegidos contra las enfermedades cardiovasculares, a pesar de comer mucha carne. ¿Cómo compagina esto con mi recomendación de disminuirla? A continuación, descifraremos el misterio.

A pesar de la importancia que tiene el ejercicio en la salud, las justificaciones dadas por los investigadores para explicar el fenómeno Masai no son suficientes. En realidad, hay algo en su dieta que los protege. Sin embargo, contrario a los defensores de las dietas bajas en carbohidratos, no voy a sugerirte que corras al puesto de *hot dogs* más cercano y engullas varias salchichas. ¿Por qué? Porque la carne que consumimos actualmente es muy diferente a la de los Masai y los cazadores-recolectores. La de ellos es más saludable.[3] En otras palabras, no todas son iguales.

¿Qué explica la diferencia? La carne de los cazadores-recolectores y los Masai proviene de animales que pastan toda su vida. Es decir, procede de animales que se alimentan de forma silvestre. Como las hierbas y plantas que comen tienen grasas saludables omega 3, esto se refleja en su carne, la cual contiene mayores cantidades de este nutriente. Igual ocurre con antioxidantes como la vitamina E y los carotenoides.[4]

Los animales que sirven de alimento a los Masai y a los cazadores-recolectores se crían como la naturaleza lo dispuso. Esto contrasta con la mayoría de los animales de los que nos alimentamos en la sociedad moderna, que desde mediados del siglo pasado se crían para que engorden rápidamente, sin hacer ejercicio y con una dieta que no corresponde a su entorno natural. El resultado es que la carne de los Masai tiene mayor cantidad de nutrientes y una composición de grasa más saludable.[5]

Otro misterio rodea a los Masai. Beben leche entera sin perjudicar el corazón. ¿Cuál es la razón? Que con la leche de los animales silvestres ocurre lo mismo que con la carne, tiene mayor cantidad de grasa saludable omega 3. Además, el modo en que los Masai ingieren la leche tiene efectos benéficos adicionales. Ellos la ingieren fermentada,[6] de forma parecida al yogur, lo que favorece los niveles de colesterol[7] y beneficia la flora intestinal,[8] un componente importante de las defensas del cuerpo.

Lo anterior implica que las carnes y lácteos de hoy día son diferentes a los que consumen los Masai. Los animales silvestres tienen una composición distinta a la actual. Es decir, los nutrientes que aporta el animal varían dependiendo de la forma en que creció. Como veremos a continuación, a veces la diferencia se observa a simple vista.

Imagina un huevo. Cuando procede de una gallina criada en el campo, su yema es más anaranjada que la del huevo de una gallina enjaulada en un centro industrial de crianza. El color más pronunciado se debe a que tiene mayores cantidades de betacaroteno, un antioxidante que se encuentra en las plantas que complementan la dieta de la gallina del campo.[9] Es por eso que se ha sugerido que la célebre frase "tú eres lo que comes", debe elaborarse más y decir "tú eres lo que comen los animales que tú comes".[10] Como ves, no es tan sencillo como recomendarte que comas carne y tomes leche sin tener en cuenta la forma en que los animales fueron criados.

Al igual que los lácteos, es evidente que la calidad de la carne ha disminuido a consecuencia de la producción industrial. Entonces, ¿cómo impacta nuestra salud? Estudios de la Universidad de Harvard indican que su alta ingesta está vinculada a enfermedad cardiovascular,[11] diabetes[12] y cáncer,[13] lo que incrementa el riesgo de morir prematuramente.[14] Es decir, la carne que predomina hoy en los supermercados aumenta el riesgo de padecer las enfermedades de la civilización.

Es importante aclarar que hay unas carnes que resultan ser las más peligrosas de todas. ¿Cuáles son? Las procesadas, es decir, las salchichas, chorizos, jamones, bacón y embutidos en general. Al igual que los estudios de Harvard, el abarcador estudio europeo *EPIC* encontró mayor riesgo de muerte con el consumo de estos productos.[15] Su impacto negativo en la salud se debe, entre otras razones, a que tienen mucha sal y preservativos.[16]

Ante esa realidad, veamos qué alternativas tienes para satisfacer tus necesidades de proteína, de forma que no dependas exclusivamente de la carne industrial disponible hoy día.

Viaje culinario por el mundo vegetal

En Sudamérica y el Caribe les gusta acompañar el arroz con frijoles negros o habichuelas coloradas, mientras que en Centroamérica disfrutan comer las tortillas de maíz con frijoles pintos. En el norte de África y el medio oriente saborean las lentejas y los garbanzos con pan pita, a la vez que en Asia el plato ganador es arroz con tofú y vegetales salteados. ¿Qué tienen en común estas mezclas de alimentos? Que unen cereal con legumbre. Parece casualidad, pero no lo es. Son combinaciones producto de la sabiduría popular.

A partir del descubrimiento de la agricultura, las sociedades antiguas hicieron uso de su ingenio para crear combinaciones de alimentos vegetales que proveyeran proteína equivalente a la de la carne. De esta forma, crearon una proteína que sustituye a la que ofrecen los animales. A pesar del mito generalizado de que la carne es la única fuente de este nutriente, la realidad es otra. El mundo vegetal te ofrece muchas alternativas.

Mira cuál es el secreto. La proteína está constituida por aminoácidos. Cuando contiene todos los aminoácidos esenciales para la vida constituye una proteína completa. Es el caso de la carne. Cuando a la proteína le falta alguno de los aminoácidos esenciales, entonces es incompleta. Es el caso de las que provienen del mundo vegetal, cuando se miran de forma aislada.[17] Esto podría hacernos pensar que solo el mundo animal ofrece proteína de calidad. No es cierto.

Para verlo con claridad, visualiza que estás en un teatro donde los protagonistas son los diferentes tipos de proteína. Sorpresivamente, entra otro actor en escena. Saca una varita, y, como por arte de magia, combina dos proteínas vegetales para crear una completa equivalente a la carne. ¿Cómo se llama el nuevo personaje? Proteínas complementarias.

Las proteínas complementarias forman una completa al combinar cereal con legumbre.[18] ¿Cuál es la clave? Que cada uno de estos alimentos es deficiente en un aminoácido esencial que resulta ser abundante en el otro. Combinándolos se obtiene una proteína completa.[19] En una especie de alquimia natural, juntando dos proteínas incompletas se obtiene una completa.[20]

Esto quiere decir que la próxima vez que pienses en proteína, no tienes por qué limitarte a una chuleta o una pechuga de pollo, puedes pensar en un plato de arroz con frijoles o en cualquier otra combinación de cereal con legumbre. ¿Cómo las sociedades tradicionales descubrieron este secreto? No sabemos. Lo que sí conocemos es que se trata de una combinación exitosa, que desde el descubrimiento de la agricultura, hace miles de años, ha alimentado a gran parte de la humanidad.

Ahora que sabes que los alimentos de origen vegetal y animal pueden ser equivalentes en lo que a proteína se refiere, vamos a ver una de las grandes ventajas de la vegetal. Tiene que ver con nuestra gran aliada, la fibra. Recordarás del primer capítulo la acción detectivesca de Burkitt, que identificó el importante rol que juega la fibra en la salud, al prevenir las enfermedades de la civilización. En este sentido, te tengo una buena noticia. Contrario a la carne, la proteína vegetal tiene fibra.[21] Consumiéndola, obtienes más salud.

Ya no tienes que resignarte a comer carne, bajo el pretexto de que es la única fuente de proteína. La vegetal te libera de la esclavitud que representa depender de la carne poco saludable a la que te encadena la industria. Puedes hacer tuyo el legado que representa la perspicacia de las diferentes culturas del mundo y ganarle la partida a la producción en serie de proteína animal. Al hacerlo, también saldrás en defensa de la ecología, porque como verás en las próximas páginas, protegerás el ambiente.

Una propuesta impensable

En 1854, el jefe indio Seattle recibió una "tentadora" oferta del Presidente de los Estados Unidos. El "gran jefe blanco", como lo llamaba Seattle, le ofreció comprar la tierra que su tribu había poblado durante miles de años. La propuesta incluía crear una reserva indígena para que pasaran el resto de sus días, de forma que tuvieran dónde vivir.[22]

El jefe Seattle, ajeno a la mentalidad capitalista, reaccionó extrañado. Comprar los ríos, el cielo y las montañas le parecía inconcebible, ya que el piel roja consideraba la naturaleza sagrada. Sin embargo, ante la superioridad militar del oponente, Seattle se resignó a considerar la oferta, no sin antes mostrar temor por el trato que se le daría a su hogar, al advertir que la codicia del hombre blanco "devorará la tierra, dejando atrás solamente un desierto".[23]

Pobre jefe Seattle, si levantara la cabeza. Tal y como lo vaticinó, el planeta actualmente se enfrenta a una crisis ambiental sin precedentes, a consecuencia de la avaricia del hombre. El protagonista principal de este alarmante escenario es el cambio climático. Sus efectos devastadores repercutirán sobre la población mundial.

Como resultado del calentamiento global, la temperatura del planeta aumenta, lo que provocará que se derritan los grandes glaciares y los casquetes polares, ocasionando que suba el nivel del mar.[24] Además, los fenómenos atmosféricos se tornarán más violentos, generando ciclones más destructivos.[25] La profecía del jefe Seattle se hará realidad, ya que la sequía provocará que grandes extensiones de terreno se conviertan en desiertos, impidiendo los cultivos.[26]

¿Cómo nos afectarán estos cambios? Oleadas de personas tendrán que abandonar las costas en busca de refugio.[27] Habrá mayor número de damnificados debido a los fenómenos climatológicos que azotarán la tierra.[28] La hambruna se extenderá, y surgirán conflictos armados por el control de abastecimientos de agua, que se tornarán cada vez más escasos.[29] Un pandemónium escalofriante. Ante este panorama, no es de extrañar que el Secretario de Estado norteamericano, John Kerry, haya alertado que hay que actuar rápido, porque si no, habrá una catástrofe.[30]

¡Ni los pingüinos se salvarán de la debacle! Se prevé que para finales de este siglo, la población del pingüino emperador disminuirá marcadamente.[31] Y como compartimos con ellos el mismo planeta, haríamos bien en aplicar el refrán que advierte: "Cuando las barbas de tu vecino veas arder, pon las tuyas a remojar". De hecho, los efectos del cambio climático ya se perciben, y continuarán agudizándose en las próximas décadas, por lo que entidades como el Panel Intergubernamental sobre el Cambio Climático advierten que hay que actuar de inmediato, para atenuar el daño que ya es irreversible.

El Panel Intergubernamental sobre el Cambio Climático es un organismo creado por las Naciones Unidas para evaluar la evidencia científica disponible acerca del calentamiento global. Cientos de científicos colaboran gratuitamente con el proyecto. En el año 2007, junto al ex-vicepresidente de Estados Unidos, Al Gore, se le otorgó el Premio Nobel de la Paz, por ayudar a difundir el riesgo que representa la alteración climática.[32]

Aunque algunos incrédulos todavía cuestionan la existencia del calentamiento global, en realidad no hay debate al respecto, al menos entre los conocedores del tema.[33] Un estudio publicado en la revista oficial de la Academia Nacional de las Ciencias de los Estados Unidos, reveló que casi un noventa y nueve por ciento de los científicos que estudian el clima concuerdan que la Tierra se está calentando a causa del hombre.[34] Es decir, los expertos coinciden en que estamos cocinando el planeta.[35]

Por cierto, en un reciente comunicado de la NASA (National Aeronautics and Space Administration, por sus siglas en inglés), se alertó que el 2014 fue el año más caliente desde que comenzó a registrarse la temperatura en 1880. Además, nueve de los diez años más cálidos ocurrieron a partir del 2000. Al igual que los expertos, la agencia espacial puntualizó que el fenómeno es causado por la mano del hombre.[36] De hecho, 36 premios Nobel firmaron recientemente una declaración conjunta, donde equipararon el calentamiento global al peligro que representan las armas nucleares.[37] Ante evidencia tan arrolladora, es hora de tomar acción.

Es por eso que el papa Francisco ha publicado la primera encíclica "verde" de la historia, donde hace un dramático llamado a iniciar una revolución cultural que alivie el "gemido de la hermana tierra". En la carta a los fieles, denuncia la explotación irresponsable de los recursos naturales y hace un llamado a adoptar nuevos estilos de vida y hábitos de consumo que liberen al planeta del camino desolador en el que se encuentra.[38] Al así hacerlo, el papa parece coincidir con el proverbio amerindio que advierte: "Solamente cuando el último árbol esté muerto, el último río envenenado, y el último pez atrapado, entenderemos que no podemos comer dinero".

Un vehículo ecológico

¿Qué nos ha llevado a este callejón sin salida? Alterar el efecto invernadero. El efecto invernadero es un fenómeno natural donde parte del calor que emite la tierra, producto de la energía que proviene del sol, es atrapado en la atmósfera. Esto permite que la temperatura de la superficie terrestre se mantenga habitable. Sin el efecto invernadero, la temperatura sería tan fría que sería inviable la existencia humana. Hasta aquí todo funciona bien.[39]

El problema surge cuando el hombre entra en acción, ya que diversas actividades humanas producen gases que se acumulan en la atmosfera e intensifican el efecto invernadero. Al aumentar la temperatura, ocurre la transformación del planeta que llamamos calentamiento global.[40]

¿Cuáles son las actividades humanas que causan el calentamiento global? La más importante es la quema de combustibles fósiles. Los combustibles fósiles son fuentes de energía que utilizamos para transportarnos y generar electricidad. Cuando hablamos de ellos, nos referimos al petróleo, el carbón y el gas natural. Estas fuentes de energía comenzaron a usarse en la Revolución Industrial y dieron lugar al crecimiento económico que vemos hoy día. Lamentablemente, a la par con el crecimiento económico, estos combustibles han contaminado y deteriorado el planeta de diferentes formas. Una de ellas es generando gases que se acumulan en la atmósfera e intensifican el efecto invernadero.[41]

Es por eso que se recomienda usar equipos electrodomésticos que consuman menos electricidad y vehículos que gasten menos gasolina. Al hacerlo, ponemos nuestro granito de arena en la lucha contra el calentamiento global. Veamos un ejemplo. Cada galón de gasolina que utiliza un automóvil promedio emite cerca de veinte libras de dióxido de carbono, el principal gas de efecto invernadero. Si utilizas un vehículo que sea más eficiente y gaste menos gasolina, protegerás el planeta. Ahí radica la popularidad de vehículos como el Toyota Prius, el cual cuenta con una tecnología que economiza gasolina y disminuye la contaminación ambiental.[42] Sin embargo, si realmente deseas hacer algo por el planeta, no es suficiente con conducir un Prius. Es necesario que comas menos carne.

Una dieta para salvar el planeta

Sí, comer menos carne es una forma de proteger el ambiente y mitigar el cambio climático. Un documento de las Naciones Unidas publicado en 2006, titulado *La larga sombra del ganado*, destapó la noticia. El informe destacó que la ganadería genera más gases efecto invernadero que la industria de la transportación.[43]

¿A qué se debe que la ganadería contribuye de forma tan marcada a la degradación del planeta? Una razón es la deforestación.[44] La producción de carne ha sido responsable de la mayor parte de la tala de árboles que ha ocurrido en la Amazonia, el pulmón verde del mundo, en las últimas décadas.[45] Bosques tropicales de enormes dimensiones han sido eliminados para que el ganado paste.[46] Al derribarse los árboles, grandes cantidades de dióxido de carbono se han liberado en la atmósfera, contribuyendo a potenciar el efecto invernadero y calentar el planeta.

La producción industrial de carne también ha contribuido a la deforestación de la Amazonia eliminando bosques para dedicarlos al cultivo de soya y cereales, para dar de comer a los animales.[47] Alimentar ganado vacuno de esta forma es la base de la producción industrial de carne,[48] ya que así las reses crecen más rápido y generan mayores ganancias.

Existen otros mecanismos mediante los cuales la ganadería intensifica el calentamiento global. Uno de ellos es utilizando grandes cantidades de combustible. Para transportar los alimentos que consume el ganado, y refrigerar, procesar y distribuir la carne una vez los animales son sacrificados, se requiere un gran consumo de energía. En consecuencia, la producción de carne potencia el cambio climático.

"Poderoso caballero es Don Dinero". (Francisco de Quevedo)

Además de calentar el planeta, la producción industrial de carne genera otros problemas. Un caso es el del ganado vacuno en Estados Unidos, principal país productor de carne en el mundo. Allí, después de las primeras etapas de vida, la gran mayoría del ganado es confinado en unos corrales de engorde llamados Operaciones Concentradas de Alimentación de Animales (CAFOs, por sus siglas en inglés).[49] Para las reses, la vida en estos centros no es un lecho de rosas.

En estas estructuras, miles de animales son aglomerados en pequeñas áreas de terreno donde apenas tienen espacio para moverse. Además, arbitrariamente se les cambia la dieta. A pesar de ser rumiantes, es decir, animales diseñados por la naturaleza para consumir pasto, son alimentados con legumbres y cereales, generalmente soya y maíz, de forma que ingieran más calorías y crezcan más rápido.[50] Y para cerrar con broche de oro, se les suministran hormonas y antibióticos.[51] La finalidad es que engorden por todos los medios posibles, para generar más ganancias.

Lamentablemente, engordar las reses de esa forma les ocasiona el mismo problema que a los humanos. ¿Qué nos sucede cuando engordamos debido a que dejamos de hacer ejercicio y nos alimentamos con una dieta que no nos corresponde? Nos enfermamos. Pues a ellas les sucede igual, se enferman.[52] Y por eso, se les administran más antibióticos.[53] Tan es así, que la mayor parte de los antibióticos que se venden en Estados Unidos… ¡van a parar al ganado![54]

La medicación del ganado podría parecer una solución sencilla al problema de hacinamiento y cambio de dieta de los animales, si no fuese porque tiene un lado siniestro: la resistencia de las bacterias a los antibióticos. El problema radica en que estos fármacos están perdiendo efectividad, dejándonos indefensos frente a las infecciones.[55]

De acuerdo a los Centros para el Control y la Prevención de Enfermedades de Estados Unidos, anualmente mueren más de veinte mil personas en este país a consecuencia de bacterias que desarrollan resistencia a los antibióticos.[56] Además, la Organización Mundial de la Salud ha advertido que la resistencia se ha expandido a todas las regiones del mundo, y que, de agravarse la situación, muchas infecciones comunes que hoy controlamos podrían convertirse en letales.[57] Un escenario inquietante que requiere acción inmediata.

Las superbacterias que merodean tu cocina

¿Qué ha ocasionado que los antibióticos pierdan efectividad? Usarlos indebidamente. Veamos dos situaciones donde ello ocurre. La primera es cuando se prescriben para condiciones de salud donde no son necesarios.[58] Por ejemplo, a pesar de que la bronquitis aguda es una inflamación de las vías respiratorias para la cual los antibióticos no tienen uso, con frecuencia se recetan para esta afección.[59] Cuando esto sucede, las bacterias se exponen innecesariamente a estos medicamentos, y pueden desarrollar resistencia, volviéndose difíciles de tratar cuando nos enferman.[60] Esa es la razón por la que debemos tomar antibióticos solo cuando son imprescindibles.

La segunda situación que contribuye al problema de la resistencia a los antibióticos nos lleva de regreso a la producción industrial de carne. Rutinariamente se utilizan estos medicamentos para que los animales crezcan más rápido, o, dadas las penosas condiciones en que son criados, para prevenir enfermedades que las reses podrían padecer.[61]

El problema con esta práctica es que, al igual que ocurre en los humanos, las reses pueden desarrollar bacterias resistentes a los antibióticos. Posteriormente, nos pueden transmitir la resistencia, bien sea a través del contacto directo con su carne, o indirectamente, a través de la contaminación que generan en el ambiente los desechos de estos animales.[62]

Administrarles innecesariamente antibióticos a los animales para acelerar su desarrollo es habitual en Estados Unidos, a pesar de que la Asociación Médica Americana y la Organización Mundial de la Salud se oponen a la práctica.[63] La Unión Europea, por cierto, hace años la prohibió.[64] Lamentablemente, en Estados Unidos, el gobierno no la ha eliminado, debido al poder que ejerce la industria.[65]

En todo caso, ¿no sería más lógico dejar a estos rumiantes pastar tranquilos y darles la dieta que la naturaleza diseñó para ellos, para así evitar el uso de antibióticos? Después de todo, esa es la forma como se criaban hasta hace poco más de cincuenta años.[66] Para la industria de alimentos, la contestación es no. Obsesionados con maximizar ganancias, insisten obstinadamente en alterar el orden natural de las cosas.

Tres soluciones a tu alcance

Ante este panorama, ¿qué puedes hacer para proteger tu salud, la de tu familia y la del planeta? Tres cosas. Primero, puedes rechazar la producción industrial de lácteos y carne. Si donde vives está disponible, puedes escoger carne y lácteos de animales que hayan crecido pastando. De esta forma, te beneficiarás de carne y leche más nutritiva, con mayor proporción de grasas saludables y antioxidantes.[67] Es preferible que estos animales se hayan criado de forma orgánica, para que no enfrenten los mismos problemas de antibióticos del ganado vacuno industrial. Así tampoco te expondrás a los residuos de las hormonas sintéticas que se les dan a las reses y vacas para que crezcan rápido y produzcan más leche. Pagarás más, pero es preferible para tu salud.

Segundo, comer menos carne roja.[68] Puedes sustituirla por pescado o carnes blancas como el pollo. La ventaja de la carne blanca y el pescado es que su producción genera menos gases de efecto invernadero que el ganado vacuno, por lo que contribuyen menos al calentamiento global.[69] Además, tanto el pescado como las carnes blancas son más saludables que la carne roja, la cual está asociada a mayores problemas de salud, incluyendo enfermedades cardiovasculares, diabetes y cáncer.[70]

Tercero, puedes sustituir la carne por proteína vegetal. Es una opción excelente. De todos los tipos de proteína, la vegetal es la que menos gases de efecto invernadero produce.[71] Además, es más económica y disminuye el riesgo de las enfermedades de la civilización.[72] Tienes muchas alternativas para escoger: garbanzos, lentejas, habichuelas, frijoles, habas o cualquier otra legumbre, la que prefieras. Combinándola con un cereal integral, tendrás una proteína completa.

Otra ventaja de la proteína vegetal es que alimenta más personas. Como verás a continuación, es la fórmula ganadora para darle de comer a la humanidad, y, en un generoso acto de solidaridad, eliminar el hambre en el planeta.

El milagro de los panes y los peces

En 1971, Francis Moore Lappe publicó un libro que causó gran revuelo. El libro, titulado *Dieta para un pequeño planeta*, dio a conocer una cifra que sacudió la conciencia de muchas personas. Reveló que para producir una libra de carne de res, se necesitaban dieciséis libras de proteína vegetal. Es decir, para producir la libra de carne... ¡el animal tenía que comer dieciséis libras de proteína proveniente de plantas![73]

Este impactante dato generó una pregunta obvia. ¿No sería más sensato comernos las dieciséis libras de proteína vegetal y olvidarnos de la libra de carne, sobre todo cuando tanta gente pasa hambre en el mundo? Mucha gente contestó que sí, lo que ayudó a propagar las virtudes del vegetarianismo.

El problema es que producir carne es ineficiente. Se requiere invertir mucha materia prima para obtener poco beneficio.[74] Cuando la comemos, no solamente estamos comiendo la carne que tenemos en el plato, indirectamente también estamos ingiriendo el alimento que se le dio a ese animal durante el transcurso de su vida. En el caso de la carne de res producida industrialmente, esto incluye grandes cantidades de proteína proveniente de plantas como la soya. Saldríamos mejor obviando la carne y comiéndonos la proteína vegetal de la que se alimenta la res.

La ineficiencia llega a tal extremo que la mayor parte de los cereales que se producen en Estados Unidos,[75] y casi la mitad a nivel mundial,[76] se utilizan para alimentar ganado. Si esos cereales se destinaran a alimentar personas en vez de reses, ¡se eliminaría el hambre del mundo![77] Como el relato bíblico del milagro de los panes y los peces, se multiplicaría la comida y se saciarían muchedumbres.

Pero la producción de carne no se conforma con dilapidar enormes cantidades de legumbres y cereales. También desperdicia otro recurso todavía más valioso: el agua.[78] Producir una libra de proteína animal requiere cien veces más cantidad de agua que producir la misma cantidad de proteína vegetal.[79] Esto se debe, entre otras razones, a que hay que saciar la sed del exorbitante número de animales que se utilizan para producir carne e irrigar las astronómicas cantidades de cosechas que consumen. Tomando en cuenta la escasez de agua que provocará el calentamiento global,[80] continuar produciendo carne como se hace ahora se tornará insostenible.

Hay que encontrar una opción sustentable. Una alternativa que alimente a los habitantes actuales del planeta sin que menoscabe el porvenir de las generaciones futuras. No olvidemos que la población mundial aumentará, por lo que un planeta diezmado por el cambio climático tendrá que arreglárselas para producir más comida.[81] No es momento de desaprovechar recursos, sino de maximizarlos.

En resumen, para utilizar eficientemente los escasos recursos que provee el planeta y saciar el mayor número posible de personas, hay que comer menos carne.[82] Su producción requiere diez veces más terreno[83] y cien veces más agua que la proteína vegetal.[84] Además, genera más gases de efecto invernadero que contaminan el ambiente y agravan el calentamiento global.[85] Todo esto para alimentar menos gente.[86] ¡Bonita forma de utilizar los recursos del planeta y pensar en las generaciones que están por venir! Tenemos que acabar con este sinsentido.

La buena noticia es que cada día más personas toman conciencia de lo que ocurre y se dan cuenta de la seriedad de la crisis, lo que los motiva a buscar alternativas que les permita ser parte de la solución y no del problema. Campañas internacionales como los *Lunes sin carne* ganan adeptos a diario,[87] y entidades tan disímiles como la ciudad de San Francisco[88] y el ejército noruego[89] se suman a la iniciativa. Además, bien sea por motivos de salud o por razones ecológicas, personalidades como Bill Clinton[90] y Al Gore[91] han dejado de comer carne, sirviendo de modelo a otras personas.

Aunque ser vegetariano a tiempo completo es la opción que más disminuye la emisión de gases de efecto invernadero,[92] no es necesario adoptar una dieta totalmente vegetariana para beneficiar el ambiente. Así lo demostró un estudio que se llevó a cabo en el Reino Unido, donde para reducir las emisiones, bastó con disminuir el consumo de carne a casi la mitad.[93] Esto quiere decir que la dieta flexitariana representa una alternativa para preservar el planeta.

Como ves, la proteína que comes impacta tu salud y el mundo que te rodea. Si deseas hacer una diferencia, adopta la dieta flexitariana. Este enfoque promueve tu bienestar, favorece el medio ambiente y beneficia a la humanidad, todo ello sin perjudicar el porvenir de las generaciones que en el futuro harán de la Tierra su hogar.

6

~~~

RESUMEN DE LA PRIMERA PARTE

En este capítulo resumiremos lo aprendido hasta ahora. Además, exploraremos el efecto que tienen la sal, el alcohol y el cigarrillo en tu salud. Es importante que controles este trío, ya que influye en tu bienestar. Pero antes que nada, repasemos los capítulos anteriores.

En el primero viste el riesgo que representa la epidemia de sobrepeso y obesidad. A su vez, identificaste la Revolución Industrial como responsable de la crisis. Fue a partir de ese momento que comenzamos a procesar excesivamente los alimentos, al punto que el resultado fue una mera sombra del original. Estos productos con sus llamativos empaques te invitan a comerlos, pero cuando los consumes habitualmente, se tornan traicioneramente mortales.

Además de trastocar la comida, la Revolución Industrial vino acompañada de una disminución en la actividad física. Nos hicimos dependientes del automóvil y el trabajo se redujo a sentarnos frente a un escritorio. Y contrario a los habitantes de la antigüedad, cuyo entretenimiento principal era danzar alrededor de una hoguera, ahora nuestro pasatiempo favorito es ver televisión, cómodamente acolchonados en el sofá.

La solución es clara. Tienes que comer mejor y hacer más ejercicio. El problema es que aunque los expertos están de acuerdo en la necesidad de hacer ejercicio, no existe consenso de cuál dieta es la mejor. El resultado es una Torre de Babel que fomenta la confusión. En el capítulo dos despejaste la confusión, al descubrir que la dieta flexitariana es la clave para comer mejor. Se basa en dos estrategias: enriquecer tu dieta con alimentos integrales derivados de plantas y reducir la carne sin llegar al vegetarianismo.

El capítulo tres lo dedicamos a las grasas. Allí viste que el aceite de oliva extra virgen, el pescado y frutos secos como las almendras y nueces, son alimentos que contienen grasas saludables. También identificaste lo peligrosas que son las grasas "trans" artificiales, ampliamente utilizadas en la industria de alimentos para elaborar sus productos.

En el capítulo cuatro atendimos los carbohidratos, prestándole particular atención a los cereales. Establecimos que los beneficiosos son los que retienen todos los componentes del grano, incluyendo el salvado, que es donde se encuentra la mayor parte de la fibra. Algunos ejemplos son la avena de grano entero, el arroz integral, la quinoa y los panes hechos con harina de trigo integral.

Cuando hablamos de carbohidratos saludables, también nos referimos a las frutas y vegetales frescos, sin olvidar tubérculos como la papa, la yuca, el ñame, el plátano y la batata, entre otros. En cuanto a los que no son saludables, mencionamos al arroz blanco, el pan elaborado con harina refinada, el azúcar, los caramelos, los refrescos y los jugos endulzados, así como los innumerables dulces hechos con combinaciones de azúcar y harina blanca, incluyendo los bizcochos, las tartas y las rosquillas.

En el capítulo cinco nos enfocamos en la proteína. Descubriste que legumbres como los garbanzos, las lentejas y los frijoles representan una excelente fuente de proteína vegetal, que al combinarla con un cereal integral, forman una completa equivalente a la carne. También viste que un alto consumo de carne roja está vinculado a mayor riesgo de muerte prematura, particularmente a consecuencia de enfermedades del corazón, diabetes y cáncer. Asimismo, identificaste que de todas las proteínas, las que provienen de carnes procesadas son las más dañinas. Ejemplos de carnes procesadas son las salchichas, el jamón, el chorizo, el beicon y otros embutidos.

¿Cuál es la lección principal que hemos aprendido? Que tenemos que abandonar los productos ultra-procesados modernos que se han apoderado de nuestra dieta y reemplazarlos con los alimentos tradicionales que han sostenido a la humanidad durante miles de años. Esa es la clave.[1]

Lo fundamental no es si la dieta es baja en grasa o baja en carbohidratos, sino la calidad de los alimentos que la componen. Siempre y cuando la dieta se componga de variedad de alimentos naturales integrales, la proporción de grasas y carbohidratos pierde importancia. Ejemplo de ello son las dietas tradicionales de Creta y Japón. A pesar de diferir en el contenido de grasa, ambas son saludables, porque excluyen la comida chatarra.[2]

En otras palabras, una dieta baja en grasa puede ser sana o puede no serlo, dependiendo de la calidad de los alimentos que la integran. De la misma forma, una dieta baja en carbohidratos puede ser sana o puede no serlo, de acuerdo a la calidad de los alimentos que la componen. Demonizar categorías completas de macronutrientes, diciendo que todas las grasas son malas o que todos los carbohidratos hacen daño, es un enfoque equivocado que promueve la confusión. Lo importante es la calidad del alimento.

El periodista norteamericano Michael Pollan ha ideado una fórmula que nos permite diferenciar los productos ultra-procesados de los alimentos tradicionales, para ayudarnos a escoger comida nutritiva. Su máxima recomienda ingerir solo la comida que nuestra tatarabuela hubiese reconocido como alimento.[3] Imagínate darle a tu tatarabuela uno de esos quesos ultra-procesados que vienen envasados en latas de aerosol. Con el artefacto en sus manos, te miraría extrañada y se preguntaría qué hacer con el dichoso instrumento. En cambio, imagínate darle un racimo de uvas. ¡Qué diferencia! De inmediato sabría qué uso darle.

RESUMEN DE LA PRIMERA PARTE ◆ 111

Ahora que sabes cuáles son los alimentos que la naturaleza dispuso para ti, vamos a ver el efecto que tiene en la salud un condimento que forma parte habitual de nuestra alimentación.

Un huevo sin sal

Los indios Yanomami que habitan los bosques tropicales del norte de Brasil están protegidos contra una plaga que azota las sociedades modernas y que ocasiona cerca de diez millones de muertes al año: la presión arterial elevada.[4] Además de estar inmunizados contra la hipertensión, la presión arterial de los Yanomami tampoco aumenta con la edad, un fenómeno considerado "normal" en los países industrializados.

Tomando en cuenta que la hipertensión es el principal factor de riesgo de las enfermedades cardiovasculares, el mayor asesino a nivel mundial, los Yanomami son afortunados. ¿Cuál es su secreto? De acuerdo al estudio *Intersalt*, no añaden sal a la dieta.[5]

Intersalt fue una investigación mundial que analizó la relación entre el consumo de sal y la presión arterial. Abarcó treinta y dos países en cuatro continentes. De todas las poblaciones investigadas, los indios Yanomami fueron los que menos sal consumían y los que menos hipertensión tenían. La conclusión principal del estudio fue que la sal promueve la hipertensión.[6]

¿Cuál es el problema de la sal? Su exceso de sodio. El sodio es un nutriente esencial que el cuerpo necesita en cantidades pequeñas, pero que se torna nocivo cuando se consume desmesuradamente.[7] En exceso eleva la presión arterial, ocasionando enfermedades del corazón y derrames cerebrales.[8] La gran mayoría del sodio que consumimos proviene de la sal.

He ahí un mecanismo sencillo para protegernos de la principal causa de muerte en el mundo: comer menos sal. ¿Cómo hacerlo? Antes que nada, ingiriendo menos comida chatarra. ¿Por qué? Porque la mayor parte de la sal que consumimos proviene de estos productos.[9] ¡Nuevamente nuestro viejo amigo ocasionando problemas! Sí, los productos ultra-procesados están llenos de sal. Se utiliza excesivamente en la industria de alimentos para dar sabor y ayudar a preservar la comida, de forma que su vida útil aumente y se puedan mercadear por más tiempo. Pizza congelada, carnes procesadas, papas fritas, la sal está por doquier en la comida chatarra, sin olvidar a esos "templos del buen comer" que son los restaurantes de comida rápida, los cuales le añaden sal a diestra y siniestra a los productos con los que intentan seducirnos. ¿Quieres protegerte? Ingiere menos comida mega-procesada.[10]

Tal vez te preguntes de qué te vas a alimentar entonces, si deseas prevenir la hipertensión. El estudio *DASH* te ofrece una pista. *DASH* demostró que consumir frutas y vegetales disminuye la presión arterial. Además, estableció que cuando a las frutas y vegetales le añades lácteos bajos en grasa y cereales integrales, y a la vez disminuyes la carne roja, los refrescos y el azúcar, la presión arterial desciende aún más. Los resultados fueron comparables a los obtenidos con los medicamentos disponibles cuando se llevó a cabo el estudio.[11]

Ahora bien, como la dieta DASH es baja en grasa, los investigadores se preguntaron, ¿qué ocurriría si a DASH le aumentamos la grasa o la proteína? El efecto fue que la presión arterial disminuyó más. Sí, el estudio *OmniHeart*, llevado a cabo por los mismos investigadores de *DASH*, demostró que DASH se puede mejorar, aumentándole grasa o proteína. Eso sí, *OmniHeart* utilizó grasas y proteínas saludables. La grasa fue del tipo del aceite de oliva y una cantidad sustancial de la proteína fue vegetal.[12]

Ahí tienes la clave, elimina la comida chatarra y disminuye la carne roja y los dulces. Sustitúyelos por frutas y vegetales frescos, cereales integrales, grasas saludables como la del aceite de oliva extra virgen y proteínas vegetales como las lentejas, los garbanzos y los frijoles. En cuanto a los lácteos, prefiere el yogur al queso, ya que tiene menos sal.

Al eliminar los productos ultra-procesados te librarás de gran parte de la sal. De esta forma, no tendrás que excluirla totalmente cuando cocines. Sobre todo cuando las últimas y más abarcadoras investigaciones señalan que una cantidad módica de sal, en el contexto de una dieta sana donde abunden frutas y vegetales, no perjudica la salud.[13] Para protegerte, bastará con que la uses con moderación, porque después de todo, ¿quién se come un huevo sin sal?

Para continuar, trasladémonos a Europa…

La paradoja francesa

Nadie disfruta tanto del placer de comer como los franceses. En un estudio de diferentes culturas, los franceses fueron los que más asociaron comida con deleite.[14] No escatiman con la mantequilla y adoran sus elegantes *croissants*, sus ricas magdalenas, sus cremosas salsas bechamel, su infinita variedad de quesos y sus apetitosos filetes miñón. Son auténticos *bon vivants*, amantes del buen vivir.

Y por si fuera poco, se salen con la suya. Cuando los comparamos a países como Estados Unidos y Gran Bretaña, tienen menos enfermedades del corazón, a pesar de una ingesta similar de grasa saturada y colesterol. A este fenómeno se le llama la paradoja francesa.[15]

¿Qué ocasiona la paradoja? Hay dos explicaciones. Una es que los franceses desdeñan la comida rápida y gustan de alimentos frescos mínimamente procesados.[16] Esto implica que están menos expuestos a los alimentos industriales, que son los dañinos. Veamos el caso de las grasas. Aunque disfrutan la mantequilla, comen menos grasas "trans" artificiales, que son las realmente nocivas.

La otra explicación es que los franceses aman el vino.[17] Al igual que ocurre con los habitantes del mediterráneo, una buena comida no está completa si no es acompañada de una copa de vino tinto. El consumo moderado de alcohol está vinculado a menos enfermedad cardiovascular, y el vino tinto tiene la particularidad de ser rico en antioxidantes provenientes de la uva, lo que confiere una protección adicional.[18]

Otro factor que favorece a los franceses es la forma de tomar el vino. Ellos lo consumen diariamente, con moderación, acompañando las comidas. Esta forma contrasta con la práctica cultural de otros países, donde el alcohol se toma solamente los fines de semana, excesivamente. Contrario al consumo moderado diario, el desmesurado los fines de semana no confiere beneficios.[19] Cuando hablamos de consumo moderado, nos referimos a una copa diaria en mujeres y dos en hombres. No más.

En este punto es importante aclarar algo. Con el alcohol, no todo es miel sobre hojuelas. Hay que ser precavido. Aunque el consumo moderado está vinculado a menos enfermedades del corazón[20] y diabetes,[21] el consumo excesivo tiene el efecto contrario. El abuso ocasiona hipertensión, derrames cerebrales, diabetes y cirrosis del hígado, entre otros males.

Además, incrementa el riesgo de cáncer, aun si se toma con moderación. Está asociado a mayor riesgo de cáncer del seno, del hígado y del colon.[22] En resumen, cuando lo ponemos en una balanza, ocasiona más problemas que beneficios.[23] ¿Moraleja? Evítalo. Pero si decides beber, hazlo con moderación imitando a los franceses.

Un pasatiempo inocente

Para mediados del siglo pasado, en el Reino Unido fumaban ocho de cada diez hombres. Hoy una minoría lo hace. ¿Qué causó que el cigarrillo cayera en desgracia? Un súbito aumento de cáncer del pulmón. Al principio no había conciencia de su peligro. Se pensaba que era un hábito inofensivo, una forma de esparcirnos, de salpimentar la conversación y de inducir una sensación placentera en el cuerpo.[24] Sin embargo, el incremento en el cáncer del pulmón que ocurrió simultáneamente con el aumento del cigarrillo, no pasó desapercibido para las autoridades. De inmediato pusieron manos a la obra.

En 1951 comenzó uno de los estudios más importantes en la historia de la medicina, el *Estudio de los doctores británicos*. La investigación reclutó a más de treinta mil médicos, los cuales fueron clasificados de acuerdo a si fumaban o no, y de así hacerlo, cuán frecuente era el hábito. A lo largo de los años se estudió su salud, con el fin de observar el impacto del cigarrillo. Cincuenta años después, tenemos los resultados.

Los datos impresionan. La mitad de los fumadores muere prematuramente a consecuencia del vicio. Fumar roba, en promedio, diez años de vida, y el efecto a largo plazo en el organismo es devastador.[25] Idénticos resultados se han obtenido en mujeres, lo que ha llevado a los investigadores a concluir que "las mujeres que fuman como los hombres, mueren como los hombres".[26]

El cigarrillo mata de diferentes formas. Mata de cáncer del pulmón, pero también mata del corazón. Fumar duplica el riesgo de sufrir un infarto o un derrame cerebral.[27] Los expertos calculan que en este siglo, mil millones de personas morirán en el mundo a consecuencia del cigarrillo.[28]

Pero no todo son malas noticias. Hay esperanza. Si las personas dejan de fumar antes de los treinta años, eliminan prácticamente todo el riesgo. Si lo hacen a los cuarenta, mitigan gran parte del daño. Y a los sesenta recuperan tres años de vida.[29] Si fumas, abandona el hábito cuanto antes. Si necesitas ayuda, búscala, la nicotina puede ser tan adictiva como la cocaína,[30] y se va a resistir a soltarte. Lo importante es no cruzarte de brazos.

De esta forma finalizamos la primera parte del libro. Has visto la importancia de la dieta y el enorme impacto que la sal, el alcohol y el cigarrillo tienen en tu bienestar. Además, sabes el enorme control que ejerces sobre tu salud cuando te cuidas y tomas las decisiones correctas.

De aquí en adelante, en los próximos cinco capítulos, veremos el plan para adelgazar. En el capítulo siete identificaremos los dos factores más importantes que determinan tu peso: los alimentos que ingieres y el ejercicio que haces. Después, analizaremos esos factores por separado. En el capítulo octavo atenderemos los alimentos y en el noveno el ejercicio. Para concluir, en el capítulo diez examinaremos el impacto que tiene tu mente en la pérdida de peso.

SEGUNDA PARTE
El Programa para Adelgazar

UN OASIS EN MEDIO DEL DESIERTO

Cae el Muro de Berlín. Colapsa el comunismo en Rusia. En 1991, la desaparición del bloque soviético desencadenó una crisis económica en una paradisiaca isla del Caribe. Los vehículos de motor escasearon y fueron sustituidos por centenares de miles de bicicletas que inundaron las carreteras. Familias enteras pedaleando pasaron a formar parte del paisaje cotidiano. Personas moviéndose incesantemente abarrotaron las calles. Estos cambios, unidos al espectáculo del mar y la imponencia de las estructuras históricas coloniales conjugadas con casonas llenas de recuerdos, representaban solo pinceladas del deterioro económico que sufría Cuba, la añorada mayor de las Antillas.

Se inició en la isla un periodo de crisis energética sin precedentes, con severas restricciones de combustible. Así dio comienzo el "periodo especial en tiempo de paz", una época de austeridad económica que se extendió de 1991 a 1997, a consecuencia del derrumbe de la Unión Soviética, principal aliado cubano. La escasez de combustible impactó la producción de alimentos. La siembra de caña de azúcar, uno de los pilares de la industria, disminuyó, y declinó la producción de carne.

La carencia generalizada de comida generó malnutrición en sectores de la población y ocasionó epidemias causadas por deficiencias vitamínicas. Sin embargo, no todo fue adverso. La crisis tuvo efectos benéficos en las enfermedades de la civilización. Seis años después de iniciada, las enfermedades del corazón se redujeron en una tercera parte y las muertes por diabetes disminuyeron a la mitad.[1]

¿Qué explica esta reducción? Dos sucesos que ocurrieron de manera simultánea: una disminución de alimentos y un aumento en la actividad física. Durante la crisis, se redujo la cantidad de comida que había disponible. A su vez, aumentó la actividad física, ya que el medio de transporte predominante fue la bicicleta. Esta combinación de comer menos y hacer más ejercicio ocasionó que la población adelgazara.[2]

Existe una estrecha relación entre el sobrepeso y las enfermedades de la civilización. Por eso, no es de extrañar que la pérdida de peso de la población cubana, producto de la "dieta" forzada a la que tuvo que someterse, viniese acompañada de una disminución de estos males en los años posteriores a la crisis. Tiempo después, cuando se normalizó la situación, el ejercicio y el consumo de alimentos revirtieron a su forma habitual y los cubanos ganaron peso, lo que propició un aumento de muertes por diabetes y una interrupción en el descenso de la enfermedad coronaria.[3]

¿Cuáles son las moralejas de la crisis cubana? Primero, la comida que ingieres y el ejercicio que realizas determinan tu peso. Segundo, combatiendo el exceso de peso, evitas las enfermedades de la civilización. Aunque eliminar el sobrepeso te ofrecerá mayor protección, bastará una pérdida moderada para mejorar la presión arterial, los niveles de colesterol y el azúcar sanguíneo.[4]

Una máquina movida por calorías

Visualiza una máquina extraordinaria. Un aparato compuesto por un conjunto de piezas que trabajan armoniosamente para un mismo fin. Para que la máquina opere de manera eficiente, necesita combustible. Una vez lo obtiene, lo transforma en la energía que necesita para llevar a cabo su actividad. De igual forma, tu cuerpo está compuesto por un conjunto de órganos que trabajan para preservar la vida. Su combustible son los alimentos y la energía que aportan. Al transformarlos para liberar su energía, tu cuerpo lleva a cabo sus funciones vitales.

La energía que obtienes de la comida se mide en calorías. Por eso, al ingerir alimentos, ingieres calorías.[5] Estas te brindan el combustible necesario para realizar tres importantes tareas. La primera es la que corresponde al funcionamiento de tus órganos, la segunda es la relacionada a la digestión de los alimentos y la tercera es la vinculada a la actividad física.[6]

La actividad física es sobre la que mayor control ejerces. Puedes elegir la cantidad de ejercicio que deseas realizar y cuán activo eres. Al incorporar el ejercicio a tu cotidianidad, lo conviertes en tu aliado para adelgazar. ¿Por qué? Porque te ayuda a quemar calorías.

Las peras y las manzanas

Tu peso es resultado de las calorías que ingieres a través de la alimentación menos las que tu cuerpo utiliza.[7] Si el balance es positivo porque entran más calorías de las que utilizas, engordas. Si el balance es negativo porque utilizas más de las que ingieres, adelgazas. Si ingieres las mismas que utilizas, entonces mantienes tu peso. Todo dependerá de lo que ocurra a lo largo del tiempo.

Esto quiere decir que si deseas adelgazar, la clave es ingerir menos calorías y hacer más ejercicio,[8] de forma que logres un balance negativo. De lo contrario, tendrás un excedente de calorías que tu cuerpo almacenará como reserva de energía, mayormente como grasa.

¿Cómo sabes si necesitas adelgazar? Aparte de lo que te muestra el espejo, el mecanismo más utilizado para saber si tienes sobrepeso es el Índice de Masa Corporal (IMC). EL IMC es una medida que combina el peso y la estatura de adultos y niños. Si al calcular tu peso y estatura obtienes un IMC entre 18.5 y 25, disfrutas de un peso adecuado. Si sacas un número inferior a 18.5, estás bajo peso, y si obtienes uno superior a 25, estás sobrepeso. Si el número supera 30, estás obeso. En el caso de atletas y fisiculturistas esto no aplica, ya que en ellos un IMC elevado se debe a una musculatura desarrollada, no a un exceso de grasa.[9] Identificar tu IMC es muy sencillo en internet. Puedes ir a tu motor de búsqueda favorito y escribir "calculadora de IMC". Encontrarás diversos portales donde una vez ingreses tu peso y estatura, inmediatamente obtendrás el número que te corresponde.

La obesidad se caracteriza por exceso de grasa corporal.[10] Dónde la depositas es importante. El organismo puede depositar la grasa en diferentes partes del cuerpo, y, dependiendo de dónde lo haga, los efectos serán diferentes. La forma más peligrosa de almacenarla es en la cintura y el abdomen, ya que provoca mayor número de enfermedades. Cuando se encuentra en los muslos y glúteos, los efectos no son tan nocivos.[11]

Es fácil visualizar esta diferencia pensando en una pera y una manzana. La forma más peligrosa es la de las personas que tienen figura de manzana, porque son más anchos arriba que abajo. La menos perjudicial es la de quienes tienen figura de pera, debido a que son más anchos abajo.[12] Aunque las mujeres suelen depositar la grasa abajo de la cintura, lo que les otorga figura de pera, a partir de la menopausia aumentan la cantidad de grasa en el abdomen.[13]

Debido a estas diferencias, no basta con tomar nota del IMC. También hay que estar atentos a la circunferencia abdominal. De hecho, muchos científicos proponen que esta medida es más importante que el IMC, ya que personas con un IMC adecuado pueden tener exceso de grasa en la cintura. El estudio *IDEA*, llevado a cabo en sesenta y tres países, fue muestra de ello. *IDEA* determinó que una circunferencia abdominal ancha está vinculada a mayor riesgo de diabetes y enfermedades cardiovasculares, aun en personas que tienen un peso apropiado conforme el IMC.[14] En otras palabras, el IMC no lo es todo. Hay que tomar en cuenta la cintura.

En todo caso, es importante vigilar tu peso, no solo para verte mejor, sino para evitar quebrantos de salud. Si disfrutas un peso saludable, presérvalo a través de los años. La mejor forma de hacerlo es controlando las calorías que ingieres y el ejercicio que haces. Por eso, las dos variables más importantes en el manejo de peso son las calorías consumidas a lo largo del día y la actividad física realizada.

Héroes y villanos

A diario surgen "dietas milagro" que prometen resultados instantáneos, muchas de las cuales adoptamos, no importa cuán débil sea la evidencia científica que las sustenta. Lamentablemente, estos tratamientos solo ofrecen ilusiones, y eventualmente nos enfrentan a la realidad de que "los sueños, sueños son". Por eso, para explicarte qué dieta es más efectiva, retomemos la controversia nutricional más famosa de todas, la lucha entre las dietas bajas en grasa y las bajas en carbohidratos.

Como había mencionado anteriormente, el argumento principal de las dietas bajas en grasa es que las grasas son más calóricas que los carbohidratos.[15] Desde esta óptica, tiene sentido restringirlas, ya que así se reduce el número de calorías ingeridas. Bajo este enfoque, la grasa se convierte en villana y el carbohidrato se transforma en el héroe que permite bajar de peso. El problema de esta perspectiva es que generó una creencia equivocada: los carbohidratos no engordan.

Para desenmascarar esta creencia de que los carbohidratos no engordan, viajemos a Japón a conocer un deporte milenario. Un tipo de lucha libre llamada sumo. Los deportistas que lo practican son reconocidos por su gran tamaño y abundante grasa corporal. ¿Cómo obtienen este cuerpo voluptuoso? Fácil, resulta que todo el peso logrado por estos luchadores es producto de la dieta tradicional japonesa, la cual es baja en grasa.

Mira la rutina y alimentación típica de estos luchadores. Por la mañana, entrenan, y después comen *chankonabe*, su plato favorito. El *chankonabe es* un guiso de proteína y carbohidratos que suele contener vegetales, pollo, pescado y tofú, el cual acompañan de cerveza y copiosas porciones de arroz. Más tarde, después de dormir un rato viene la cena, que también es opípara. Luego realizan alguna actividad tranquila. Ver una película, por ejemplo. Al final del día, con su dieta baja en grasa salpicada de siestas, se las ingenian para consumir muchas más calorías de las que su cuerpo necesita. Con este festín, después de un tiempo, acaban obesos.[16]

Como ves, una dieta baja en grasa y alta en carbohidratos puede hacerte aumentar de peso y acumular grasa corporal. Esto quiere decir que lo importante son las calorías. Si ingieres muchas y no haces suficiente ejercicio para quemarlas, vas a engordar, no importa de dónde provengan. Después de todo, las calorías de los carbohidratos también cuentan, y si comes gran cantidad de ellos, como hacen los luchadores de sumo, aumentarás de peso.[17]

Claro, esto no quiere decir que los carbohidratos engordan y que la solución es eliminarlos o restringirlos severamente. Precisamente, este fue el error de Atkins y los fanáticos de las dietas bajas en carbohidratos. Para desmentir dicho error, mira lo que comen los habitantes de Kitava, una isla que forma parte de Papua Nueva Guinea, en Oceanía. Tubérculos como el ñame y la yuca, y frutas tropicales como la papaya y la piña, forman parte importante de la alimentación que los ha sostenido por miles de años, y sin embargo, son delgados. En otras palabras, los habitantes de Kitava no necesitan de Atkins para mantenerse en línea, a pesar de ingerir carbohidratos.[18] ¿Y qué decir de los indios Tarahumara de Chihuahua, México? Su dieta basada en maíz y frijoles, abundante en carbohidratos, jamás contará con el beneplácito de los más fervientes defensores de Atkins, y a pesar de ello, no sufren obesidad o epidemias de sobrepeso. Eso sí, comen poco azúcar y hacen ejercicio hasta en sus momentos de ocio.[19]

En conclusión, cuando los carbohidratos son integrales y forman parte de una dieta tradicional, no hay que culpabilizarlos. El problema es el exceso de calorías acompañado de un estilo de vida sedentario.

La fórmula mágica para bajar de peso

Afortunadamente, después de tantas polémicas, al fin contamos con datos concluyentes que nos permiten identificar la clave para adelgazar. La evidencia indica que lo esencial para bajar de peso es ingerir menos calorías de las que el cuerpo utiliza. De dónde provienen, si de grasas o carbohidratos, carece de importancia.[20]

Como muestra de ello, veamos *Pounds Lost*, el estudio de pérdida de peso más abarcador llevado a cabo hasta el momento. *Pounds Lost* evaluó variedad de dietas, incluyendo bajas en grasa y bajas en carbohidratos. Aunque se diferenciaban entre sí, todas compartían la misma restricción calórica, es decir, disminuían el mismo número de calorías. ¿Cuál fue el resultado? Todas fueron igualmente efectivas para adelgazar. Lo importante fue la restricción calórica y cuán bien la persona implantó la dieta que se le asignó, cualquiera que fuera.[21]

Por tanto, existen alternativas. Y más importante aún, no tienes que escoger entre una dieta baja en grasa o una baja en carbohidratos. Puedes seleccionar el enfoque que mejor se adapte a tu estilo de vida. De hecho, el estudio *DIRECT* concluyó que la dieta mediterránea también representa una opción para las personas que desean bajar de peso.[22] Como recordarás del capítulo dos, la dieta mediterránea es una variante de la flexitariana.

Entonces, ¿cuál es la fórmula mágica para perder peso? Comencemos con la fórmula y después vayamos a la magia. La fórmula es controlar la ingesta de calorías e incorporar el ejercicio simultáneamente. Combinándolos, generas un efecto sinérgico. La magia consiste en implantar la fórmula y perseverar con ahínco.[23] Es el ingrediente fundamental.

¿Nos cambió la genética?

En muchos países la mayoría de la población tiene libras de más. Aunque sabes que no es una enfermedad infecciosa, puedes sentir miedo de contagiarte, ante la omnipresencia de la condición. Tienes buenas razones para estar receloso. Después de todo, la epidemia se ha extendido por el mundo. Te preguntarás, ¿será que ya no somos los mismos, que nuestra genética cambió y ahora no podemos controlar este flagelo?

Aunque los factores genéticos son importantes y determinan la susceptibilidad individual a la obesidad, en realidad el sobrepeso responde a cambios en el entorno. Nuestra genética no ha cambiado. Lo que ha cambiado drásticamente es el ambiente que nos rodea.

Los cambios propiciados por la Revolución Industrial desencadenaron una avalancha de productos noveles que provienen del procesamiento sistemático de la comida.[24] Incluso hemos llegado al extremo de ultra-procesar la mayoría de los alimentos que se consumen en los países desarrollados.[25] Esto quiere decir que cada vez que salimos a la calle, nos enfrentamos a una oleada de comida chatarra. Para colmo, esta exagerada disponibilidad de comida refinada vino acompañada de inactividad física, lo que provocó la epidemia de obesidad que nos azota.[26] En las próximas páginas verás que puedes hacer al respecto.

Sobrevivir en un ambiente obesogénico

"Parte del mundo está literalmente comiendo hasta morir", sentenció recientemente Margaret Chan, directora general de la Organización Mundial de la Salud.[27] Su alarma responde a la epidemia de obesidad y el mar de calorías que desborda a las sociedades modernas. Con tantos alimentos refinados disponibles, y tanta facilidad para obtenerlos con mínimo esfuerzo, es muy fácil ingerir más calorías de las que utilizamos.

Este escenario se traduce en un superávit de calorías que se refleja en las inquietantes estadísticas de sobrepeso y obesidad de la población. A esto se refieren los expertos cuando hablan de un ambiente obesogénico: un entorno que estimula el sobrepeso y promueve la epidemia de obesidad.[28]

Salimos y tenemos acceso a alimentos mega-procesados en todas partes. En los supermercados encontramos alimentos congelados en vistosos envases que nos invitan a llevarlos a casa, para comerlos después de un fugaz paso por el horno de microondas. En los restaurantes de comida rápida enfrentamos porciones voluminosas y ofertas para niños acompañadas de juguetes. Los periódicos anuncian la comida chatarra con coloridas y sugestivas fotos. La televisión nos exhorta a comer el último invento de la industria, todo ello frecuentemente aderezado de mensajes subliminales que apelan a un falso bienestar.[29] En fin, por todos los flancos nos atacan con ráfagas de tentaciones que amenazan hacer claudicar la voluntad más férrea. Y para complicar las cosas, algunas ciudades son planificadas, o mejor dicho, improvisadas, pensando más en los vehículos que en las personas. Este desenfoque produce entornos urbanos sin alternativas de transporte público, sin carriles para bicicletas, sin aceras cómodas para caminar y sin parques para recrearnos.[30]

Tal vez te preguntes cómo puedes defenderte de este ambiente obesogénico. Una estrategia es enfocarte sobre lo que ejerces control: tu hogar. Puedes convertirlo en un refugio, haciendo caso omiso de los cantos de sirena publicitarios que te tientan con su comida mega-procesada y llevando a tu casa alimentos naturales, frescos e integrales, que permitan abastecer tu dispensa con una selección sana y nutritiva.

Y si el vecindario que habitas no invita a la actividad física, existen entretenidas rutinas aeróbicas disponibles en Internet, que puedes utilizar en tu casa. Te propongo que hagas de tu hogar un remanso de salud, un verdadero oasis. De esta forma, minimizarás el impacto nocivo del entorno que te rodea.

Cinco estrategias para mantener a raya las calorías

Además de convertir tu hogar en un oasis, hay cinco estrategias que puedes implantar de inmediato para disminuir el número de calorías que ingieres a lo largo del día. Veámoslas una a una.

Primero, sustituye las bebidas calóricas por agua. En vez de tomar refrescos, alcohol, o jugos comerciales de frutas, elige beber agua, así hidratas tu cuerpo sin añadir calorías.[31] También te quitas de encima el azúcar de los refrescos[32] y el exceso de alcohol que tanto daño hace.[33] En cuanto a los jugos, es preferible la fruta entera, porque retiene la fibra.[34]

Segundo, intercambia comida chatarra por frutas y vegetales frescos. Estos alimentos tienen la ventaja de ser bajos en calorías gracias a su elevado contenido de agua y fibra.[35] Al comerlos, desplazas de la dieta productos ultra-procesados menos saludables y más calóricos.[36] La fruta es magnífica en las meriendas, mientras que las ensaladas son un excelente acompañante de los almuerzos y las cenas.

Tercero, reemplaza la cena por una batida saludable. De esta forma, garantizarás un mejor control de las calorías que ingieres en la noche. ¿Por qué reemplazar la cena y no el desayuno o el almuerzo? Porque esta última comida es la que más engorda.[37] Al final del libro, encontrarás tres ricas y sencillas recetas: una de moras, otra de piña y otra de maní.

Cuarto, vigila las porciones.[38] Habrás notado cuando sales a comer que a menudo son exageradas. Cuando eso te ocurra, pide mitad de porción o compártela con otra persona. Si no puedes hacerlo, come hasta sentirte satisfecho y pide el resto para llevar. Cuando estés en tu casa, aplica el mismo principio. Sírvete cantidades moderadas. También puedes llenar la mitad del plato de ensalada, de forma que asegures un buen aporte de vegetales.

Quinto, cuando comas, préstale atención a tus señales internas de saciedad.[39] Si te guías por señales externas, como la cantidad de comida que hay en el plato, podrías comer en exceso. Es preferible guiarte por los mensajes que envía tu cuerpo. Hacerlo es sencillo. Come despacio y escucha tu organismo. Cuando te sientas satisfecho, sin llegar al punto de llenarte totalmente, para de comer, no importa que todavía haya comida en el plato. Así evitarás darte un atracón.

Ahora que conoces estas estrategias, es momento de saber cuáles alimentos debes incluir en la dieta. Tomando en cuenta su calidad nutricional, en el próximo capítulo identificaremos los mejores, de forma que protejas tu salud y realces tu figura.

8

∿

MÁS ALLÁ DE LAS CALORÍAS

El documental *Super size me*, nominado a un Oscar en 2004, demuestra la importancia de vigilar las calorías que ingieres. Morgan Spurlock, protagonista de la cinta, consumió únicamente productos de McDonald's durante un mes. Después de desayunar, almorzar y cenar allí en el transcurso de la grabación, acabó consumiendo alrededor de cinco mil calorías diarias, más del doble de las recomendadas para el adulto promedio.

Los resultados fueron poco halagadores. Durante ese corto tiempo, aumentó casi veinticinco libras, se perjudicaron sus niveles de colesterol, experimentó cambios en su estado de ánimo, acumuló grasa en el hígado e inclusive padeció disfunción sexual. Como si fuera poco, le tomó catorce meses bajar el peso adquirido.[1]

Contrasta el caso del sufrido protagonista de *Super size me* con el de John Cisna, un profesor de ciencias de una escuela de Iowa, Estados Unidos. Cisna se propuso adelgazar comiendo exclusivamente de McDonald's. Con la ayuda de sus alumnos, planificó sus tres comidas diarias restringiendo su ingesta de calorías a dos mil, menos de la mitad de las que comió Spurlock. Además, incorporó ejercicio. ¿Resultado? Bajó treinta y siete libras.[2]

Después de ver ambos ejemplos, te preguntarás, ¿en qué quedamos, comer de McDonald's engorda o no? Todo depende. Los casos de Cisna y Spurlock ilustran las dos caras de una misma moneda. Comencemos con Spurlock, protagonista de *Super size me*. Como no controló las calorías que consumió y excedió las que necesitaba para vivir, ganó peso. Veamos ahora lo que pasó con Cisna. Como aumentó la actividad física y disminuyó las calorías que ingirió, adelgazó. Esto ilustra las dos variables que determinan el peso: calorías ingeridas a través del alimento y calorías utilizadas por el organismo.

Otro ejemplo es la dieta Twinkie, un régimen que aunque resultó efectivo para adelgazar, constituye una irreverencia a la importancia de la alimentación sana. Un Twinkie es un producto empacado que consiste en un panecillo dulce relleno de crema azucarada. Mark Haub, profesor de nutrición en la Universidad Estatal de Kansas, diseñó una dieta donde él se transformó en su propio conejillo de indias, y, a base de Twinkies, disminuyó su ingesta de calorías diarias. La mayor parte de las calorías de su curioso régimen fueron provistas por comida de escaso valor nutricional, incluyendo frituras y galletas dulces. Sin embargo, al ingerir calorías por debajo de su consumo habitual, bajó sobre veinticinco libras en dos meses.[3]

Lo anterior genera varias interrogantes. ¿Da igual una dieta compuesta por alimentos ultra-procesados que una dieta integrada por alimentos de alto valor nutricional? ¿Es recomendable adelgazar comiendo exclusivamente de nuestro restaurante de comida rápida favorito? Para bajar de peso saludablemente, ¿basta con llamar a nuestro establecimiento preferido de entrega de pizzas a domicilio y empezar a contar las calorías de cada pedazo de pizza?

Quienes proponen que, para adelgazar, solo las calorías cuentan, pensarán que la contestación es afirmativa, y que los ejemplos de la dieta Twinkie y del profesor Cisna les dan la razón. Que todo es cuestión de calorías. Que lo único que cuenta es el balance energético, es decir, el concepto que establece que el peso es resultado de las calorías ingeridas menos las que el cuerpo utiliza. Que el fin justifica los medios, y que siempre y cuando las disminuyamos lo suficiente, podemos bajar de peso comiendo lo que sea. Sin embargo, la contestación a las preguntas del párrafo anterior es un rotundo no.

Aunque para adelgazar las calorías ingeridas son importantes, no podemos dejar a un lado la calidad del alimento y enfocarnos únicamente en ellas. La comida saludable provee nutrientes esenciales para la vida, incluyendo vitaminas y minerales, así como innumerables compuestos que ejercen efectos benéficos en el organismo. Tanto sus nutrientes esenciales como los demás componentes bioactivos juegan papeles fundamentales en la promoción de la salud y en la prevención de enfermedades.

No podemos decir lo mismo de los productos ultra-procesados, los cuales son diseñados para ganar dinero. Tal como atestiguan sus principales ingredientes, en los alimentos concebidos bajo esta perspectiva la salud es secundaria. Estos productos son elaborados mayormente con carbohidratos refinados o carnes procesadas, a los que se les añaden cantidades industriales de azúcar o sal. Además, suelen venir acompañados de las perniciosas grasas "trans", así como de preservativos artificiales.

Pero no contentos con lo anterior, también eliminan los nutrientes beneficiosos. Por ejemplo, ofrecen raquíticas cantidades de fibra, esqueléticas cuantías de grasas saludables y anémicas dosis de vitaminas, minerales y antioxidantes, salvo que les añadan algunas migajas para guardar las apariencias. En otras palabras, los productos ultra-procesados parecen auténticos, pero en realidad son impostores que tienen la facultad de poderse comer.

La importancia de la calidad del alimento

Existen dos conceptos que evalúan la calidad del alimento. El primero es "densidad nutricional", el cual relaciona la proporción de nutrientes y calorías que tiene un alimento. En este caso, lo que buscamos es muchos nutrientes en comparación a la cantidad de calorías. El segundo término es "calorías vacías", que se refiere a alimentos desprovistos de nutrientes. Evidentemente, queremos evitar alimentos que contengan solo calorías.[4]

Ambos conceptos resaltan el valor del nutriente y enfatizan que los alimentos son más que calorías. Por eso, selecciona los que contengan alta densidad nutricional y evita los que contienen solo calorías. Veámoslos por separado. ¿Cuáles son los alimentos de alto valor nutricional que resultan beneficiosos para bajar de peso? Frutas, vegetales, cereales integrales, legumbres, pescado, carnes blancas, lácteos como el yogur y frutos secos de cáscara dura, incluyendo nueces, pistachos y almendras. ¿Cuáles son los que proveen solo calorías y queremos evitar? Azúcar, refrescos, golosinas, dulces y la comida que ofrecen la mayoría de los restaurantes de comida rápida.

En todas las dietas, el aporte de nutrientes es fundamental. Por eso, se deben incluir alimentos reales y excluir productos ultra-procesados. Desafortunadamente, la industria de la comida chatarra te bombardea incesantemente con sus productos, con el fin de tenderte innumerables trampas. Para ver los trucos que te juegan, mira un ejemplo de lo que es un producto mega-procesado en su máximo esplendor. No, no estamos hablando de los *hot dogs*, quienes hasta hace poco fueron los campeones indiscutibles en esta categoría, sino de sus archirrivales, los *nuggets*. Apetecidos por grandes y pequeños, y en el caso de los niños, a menudo adornados con caritas felices para llamar su atención, son ofrecidos como carne de pollo. Sin embargo, ¡nada de nada!

Sorprendentemente, muchas veces la carne de pollo no es su principal ingrediente.[5] En general, están elaborados con restos del animal, es decir, con piel, cartílago, nervios y vísceras. Una vez se les añade sal para darle sabor, son empanados con harina refinada y fritos a elevadas temperaturas, usualmente en las perniciosas grasas "trans". El resultado parece un Frankestein moderno, que una vez ensamblado, se le confiere vida artificialmente.

Para agravar las cosas, almorzar o cenar ocho *nuggets* es una comida a medias que te deja con ansias de comer más. Así, los negocios que se lucran de estos productos te inducen a ingerir calorías adicionales, pues los *nuggets* van a requerir de algún otro acompañante y una bebida, para no matarte de sed por su alto contenido de sal. De más está decir que la bebida será usualmente refresco.

Afortunadamente, existen mejores opciones. Por ejemplo, por la misma cantidad de calorías que te proveen ocho *nuggets*, puedes comer un plato de dos onzas de salmón, una taza de arroz integral y otra de vegetales frescos. Para acompañarlo, puedes elegir un vaso de agua, así no añadirás calorías. Contrario a los nuggets, el salmón te ofrece proteína, vitamina D, minerales y grasas omega 3. Además, el arroz integral te aporta fibra y vitaminas del complejo B, y la ensalada te provee vitaminas adicionales y antioxidantes. De esta manera, el plato de salmón te brinda gran variedad de nutrientes, además de ser colorido y grato a la vista, gracias a los llamativos colores de los vegetales. Y lo más importante: estás comiendo pescado, no algo que simula serlo.

Como ves, para que adelgazar sea parte de un estilo de vida sano, hay que prestarle atención a la calidad de la comida.

Acertadamente, el cardiólogo Dariush Mozzafarian, catedrático de la Universidad de Harvard, afirma: "Lo que tú comes hace la diferencia… Hay alimentos buenos y alimentos malos, el mensaje es comer más alimentos buenos y menos malos".[6] A continuación describiremos algunos alimentos importantes, dadas sus bondades nutricionales.

Yogur, ¿elixir de vida?

A principios del siglo veinte, una inusualmente longeva población rural de Bulgaria despertó el interés del premio nobel de medicina Elie Metchnikoff's. Su agudo espíritu científico lo condujo a observar rasgos de la conducta de estos campesinos que pudiesen explicar su prolongada vida. Identificó uno: comían yogur a diario.[7]

Lo que comenzó como una simple observación, lo llevó a apasionarse por este alimento. Tras estudiarlo, concluyó que el responsable de la longevidad de los campesinos búlgaros era el yogur.[8] Metchnikoff's propuso que había bacterias en el intestino que producían toxinas que contribuían a la enfermedad y el envejecimiento, pero que era posible reemplazarlas, sustituyéndolas por las bacterias benéficas del yogur.[9] Ingiriéndolo, se obtenían microorganismos que modificaban la flora intestinal y mejoraban la salud, ayudando la digestión y fortaleciendo el sistema inmunológico.

Metchnikoff's colocó al yogur en un pedestal, generando mucho interés en la sociedad de su época y propiciando un aumento en su consumo. Nadie quería perderse los beneficios de este gran alimento. Posteriormente, la moda pasó, y durante sesenta años, las ideas de Metchnikoff's quedaron relegadas al olvido.

Sin embargo, el yogur irrumpe con fuerza en nuestros días. Aunque no se ha validado la conclusión de Metchnikoff's, de este alimento como elixir de vida que propiciaba la longevidad de los campesinos búlgaros, hoy sabemos que su olfato lo llevaba por buen camino.

Pasada la segunda mitad del siglo veinte, otros investigadores revivieron el interés por los organismos vivos presentes en el yogur y estudiaron los efectos terapéuticos de estas bacterias saludables. Poco a poco, se supo más de los beneficios que proveen estos microorganismos y el importante rol que nuestra flora intestinal juega en la salud. Por tal razón, en los últimos años, la curiosidad científica por el yogur se ha incrementado.

Aunque el interés de la ciencia por este alimento es reciente, su historia no lo es. Comenzó a ingerirse hace miles de años, cuando el ser humano domesticó los animales y empezó a utilizar su leche como alimento. Aunque la idea de tomar leche de otras especies parecía excelente, nos enfrentó a una dificultad. El problema era que pasada la niñez, el ser humano dejaba de producir una enzima necesaria para digerir la lactosa, un azúcar que se encuentra en la leche. Esto causaba malestar estomacal.[10]

El yogur fue la solución del problema. Cuando se fermenta la leche para producirlo, las bacterias beneficiosas que se producen ayudan a digerir la lactosa.[11] El resultado es un alimento nutritivo de fácil digestión.[12] Aunque con el paso del tiempo, algunos pueblos de Europa desarrollaron la capacidad de digerir lactosa, todavía hoy la mayor parte de las personas muestran intolerancia a ella.[13]

Muchos estudios llevados a cabo con el yogur muestran efectos terapéuticos en el sistema inmunológico y en la disminución de procesos infecciosos del tracto gastrointestinal y respiratorio.[14] Además, sus bacterias saludables, también llamadas probióticos, regeneran la flora intestinal alterada a consecuencia del uso de antibióticos.[15] Pero los beneficios de los probióticos no terminan ahí, porque también mejoran los niveles de colesterol[16] y la presión arterial.[17] Sin pasar por alto que recientemente se identificó que el yogur disminuye el riesgo de diabetes.[18]

Aparte de los microorganismos activos que posee, es una rica fuente de proteínas de alta calidad y de numerosos nutrientes, incluyendo vitaminas como la B12 y minerales como el calcio, magnesio, zinc y potasio.[19] Muchos de estos nutrientes se encuentran en forma más concentrada que en la leche y se absorben con mayor facilidad.[20] Por lo tanto, el yogur es importante en la salud ósea y en el fortalecimiento del sistema nervioso central.

Su ingesta también favorece la pérdida de peso. Así lo estableció un análisis de dos de los estudios más abarcadores del campo de la nutrición: el *Estudio de salud de las enfermeras* y el *Estudio de los profesionales de la salud*. Ambas investigaciones evaluaron alrededor de cien mil personas, las cuales fueron estudiadas durante veinte años, para examinar cómo fluctuaba su peso con el transcurso de tiempo. La mayoría de los participantes ganaron alrededor de una libra de peso por año, alcanzando un aumento de veinte libras durante el estudio. Sin embargo, no todos incrementaron su peso. Hubo personas que adelgazaron. La pérdida de peso fue mayor entre los que comían frecuentemente frutas, vegetales, frutos secos, cereales integrales y yogur. El hallazgo más sorprendente fue que de todos los alimentos, el yogur estuvo más fuertemente vinculado a bajar de peso.[21]

No esperes más para beneficiarte de los atributos de este gran alimento. Siendo rico en nutrientes y habiendo demostrado múltiples beneficios en la salud, adóptalo en tu dieta. Otras leches fermentadas, incluyendo el kéfir y el kumis, comparten virtudes similares, por lo cual también representan una excelente opción.[22]

Pero elige bien cuando vayas a comprarlo. No todas las preparaciones comerciales son adecuadas, ya que muchas tienen cantidades astronómicas de azúcar. Se ha puesto de moda producir yogur parcial o totalmente desnatado, y para compensar el sabor al que se renuncia cuando se le quita la grasa, se le añade azúcar en exceso. Esto quiere decir que si quieres uno de calidad, tendrás que comprarlo sin azúcar añadida, preferiblemente orgánico, y endulzarlo a tu gusto. Ahora bien, ¿cuál endulzante es la mejor opción?

"De Dios viene el bien, y de las abejas, la miel".
(Refrán popular)

En sus proverbios, el sabio rey Salomón aconsejaba la miel. Hoy sabemos por qué. Es una sustancia nutritiva compuesta por carbohidratos, pequeñas cantidades de proteína, vitaminas y minerales, los cuales contribuyen a los procesos vitales del organismo. Además, tiene efectos antiinflamatorios e inmunoprotectores, y provee antioxidantes y prebióticos.[23] Los prebióticos son compuestos que estimulan el crecimiento de las bacterias que benefician la salud. Por eso, yogur y miel representan un matrimonio perfecto.[24] Al combinarlos, se logra un efecto sinérgico, donde se suman los beneficios que aporta cada alimento.

La miel es una excelente alternativa al azúcar.[25] Cuando quieras endulzar algo, elígela. Es una decisión salomónica que contribuye a tu bienestar. Además de tener antioxidantes y prebióticos, es preferible al azúcar debido a que tiene menor impacto en los niveles de glucosa sanguínea.

Pero no solo es mejor que el azúcar, la miel también es superior a los endulzantes de dieta. Provee una amplia gama de sustancias benéficas, mientras que los endulzantes artificiales no confieren ningún aporte nutricional. Su única ventaja es que no aportan calorías. Sin embargo, esta ventaja se desvanece cuando la dieta enfatiza la moderación y está compuesta de alimentos sanos. Además, los endulzantes de dieta son un invento reciente, producto de la manipulación química de sus componentes, por lo que desconocemos qué efectos pueden tener en la salud a largo plazo. Sin olvidar que no realzan el sabor de los alimentos, sino que al contrario, lo alteran. Sus extraños sabores le roban disfrute a la comida.

¿Hay alguna contraindicación en el uso de la miel? Sí. Ten la precaución de no ofrecérsela a niños menores de un año, ya que no tienen el tracto gastrointestinal lo suficientemente maduro como para manejar un microorganismo que puede encontrarse en ella, y que podría ocasionarles botulismo infantil, una enfermedad potencialmente mortal. Ya pasado el año, es efectiva para combatir la tos y el catarro en los niños.[26]

La miel, entonces, tiene efectos benéficos que van más allá de sus calorías. Por eso, utilízala para endulzar el yogur. Además, puedes potenciar el valor nutricional de esta combinación, y hacerla aún más sabrosa, añadiéndole otros alimentos. El yogur con fresas es una combinación clásica, y otra menos conocida, pero igualmente apetitosa, es la mezcla de yogur con nueces.

"Lo que bien me parece me sabe a nueces".
(Refrán popular)

Con el otoño llegan los frutos secos de cáscara dura: nueces, anacardos, pistachos, almendras, avellanas y macadamias. A fin de año, son inseparables de las festividades navideñas, y una vez finalizan las celebraciones, continúan disponibles en los supermercados, lo que facilita que formen parte continua de nuestra alimentación. Estos frutos, que por su alto contenido de grasa y su elevado aporte calórico fueron prohibidos durante mucho tiempo, hoy experimentan un renacer.

Una de las razones para su reciente popularidad es que son uno de los alimentos preferidos de los habitantes de Loma Linda, California. Como recordarás del capítulo dos, Loma Linda es una "zona azul", es decir, un lugar con muchos centenarios. La longevidad de sus habitantes está vinculada a su estilo de vida, que les permite disfrutar una excelente salud. Además de no fumar y beber, muchos de los habitantes de Loma Linda no comen carne. Esto se debe a su religión adventista, que fomenta el vegetarianismo.

Loma Linda también sirve de escenario al célebre *Estudio de salud de los adventistas*. Esta importante investigación, además de confirmar que los adventistas de Loma Linda son una población longeva que vive más que el resto de los californianos y que los habitantes de muchas otras partes del mundo, también ha identificado un puñado de factores que explican su buena salud. No fumar, ejercitarse, mantener un peso saludable y ser vegetarianos son cuatro de ellos. Comer frutos secos es el quinto.[27]

Otro sorprendente hallazgo del estudio es que los beneficios de los frutos secos se pueden disfrutar sin temor a aumentar de peso.[28] Lejos de su imagen de alimentos que engordan, cuando los consumes como parte de una dieta equilibrada, no tienen efectos desfavorables en tu figura. Hay al menos tres razones para ello. Primero, son ricos en proteína y fibra, componentes que incrementan la saciedad y evitan que comas en exceso. Segundo, una vez ingeridos, son absorbidos lentamente por el organismo, lo que produce una tenue elevación de azúcar sanguínea que modula beneficiosamente el apetito. Tercero, al consumirlos, desplazas otros alimentos menos saludables desprovistos de nutrientes.

Además de estos beneficios, las nueces aportan gran variedad de vitaminas y minerales, lo que los convierte en alimentos nutricionalmente densos, con efectos benéficos en la salud cardiovascular y la diabetes.[29] En el caso de las enfermedades del corazón, varios mecanismos explican su capacidad protectora, incluyendo efectos antiinflamatorios y mejoramiento de los niveles de colesterol y triglicéridos. En cuanto a la diabetes, los efectos protectores se relacionan a menor concentración de azúcar sanguínea y mayor eficiencia en el funcionamiento de la insulina corporal.

Ahora que has visto las virtudes de los frutos secos, vamos a continuar con otro alimento que hace unos años también fue mirado con suspicacia, debido al mantra nutricional que repetía sin cesar que los alimentos tenían que ser "bajos en grasa". Veamos un aceite llamado oro líquido por Homero, que se ha posicionado en un lugar privilegiado debido a sus nutrientes y la buena calidad de su grasa. Me refiero a un alimento que ocupa un lugar protagónico en muchas culturas, gracias a ser uno de los componentes principales de la dieta de los países que bordean el Mediterráneo.

Bálsamo de salud

El cultivo del olivo es tan antiguo como el descubrimiento de la agricultura. Por miles de años ha provisto las aceitunas de las que se extrae el aceite de oliva, el ingrediente culinario más atesorado por las culturas mediterráneas. El saber de la antigüedad nos transmitió sus grandes virtudes, muchas de las cuales ha validado la ciencia.

Hasta hace poco, sus beneficios en el organismo se atribuían exclusivamente a su contenido de grasas benéficas. Sin embargo, el aceite de oliva es más que grasas saludables, también tiene antioxidantes llamados polifenoles, que junto a micronutrientes como la vitamina E, generan una combinación de efectos positivos.[30] En realidad, sus virtudes se deben a las propiedades combinadas de todos sus compuestos.

Tanto su grasa, como la capacidad antioxidante de sus polifenoles y vitaminas, ejercen poderosos efectos protectores en la salud, al disminuir el riesgo de mortalidad,[31] prevenir los derrames cerebrales[32], y beneficiar la presión arterial[33] y los niveles de colesterol.[34] Además, poblaciones que disfrutan de la dieta mediterránea, donde el aceite de oliva es su ingrediente estrella, tienen menor incidencia de diversos tipos de cáncer, lo que sugiere que podría disminuir el riesgo de esta enfermedad.[35] Y contrario a lo que podría pensarse, al igual que ocurre con los frutos secos, su alto contenido de grasa tampoco aumenta el riesgo de sobrepeso.[36]

Ahora bien, no todos los tipos de aceite de oliva son de igual calidad. Depende de la forma como se producen. El extra virgen se obtiene en la primera prensada, sin exponerlo al calor o solventes químicos. Por eso, prefiere el extra virgen, ya que es el más puro y el que mayor concentración de nutrientes posee. Esto es importante, ya que el estudio *EUROLIVE* demostró que mientras más antioxidantes retiene el aceite, más se benefician tus niveles de colesterol y triglicéridos y más agradecido queda tu corazón.[37]

Al utilizarlo, evita exponerlo a altas temperaturas. Por eso, las frituras deben consumirse ocasionalmente. Es preferible utilizar métodos de cocción como el salteado, donde la comida no se sumerge en aceite caliente. Una razón por la que es bueno disminuir la comida frita es que su ingesta habitual está vinculada a mayor riesgo de enfermedades del corazón, diabetes, sobrepeso e hipertensión.[38] Esto se debe a que al freír la comida se generan radicales libres y grasas "trans", lo que devalúa la calidad del aceite, particularmente cuando se reutiliza. Además, freír perjudica el alimento, porque absorbe el aceite degradado por las altas temperaturas y eleva su contenido calórico sin aportar beneficios.[39]

Entonces, ¿cuál es la mejor forma de consumir el aceite de oliva extra virgen? Como acompañamiento para pastas, y sobre todo, ensaladas. Las ensaladas nos ofrecen un abanico de colores con múltiples tonalidades: verde, amarillo, rojo, naranja y violeta, los cuales representan un éxtasis para nuestros sentidos. Barnizar estos colores con aceite de oliva extra virgen para que emitan fulgurantes rayos verdes incrementa su atractivo visual y acentúa el sabor de la ensalada.

Cuando le añadimos aceite de oliva a la ensalada obtenemos otro beneficio. Sus grasas saludables facilitan la absorción de los nutrientes del resto de los vegetales que componen la ensalada.[40] Es decir, utilizarlo como aderezo maximiza la absorción de los antioxidantes que se encuentran en la lechuga, el tomate, la cebolla y las demás hortalizas. Esto lo hace un acompañamiento ideal, ya que amplía el efecto protector de los vegetales. Por eso, es preferible utilizar aceite de oliva extra virgen en vez de aderezos bajos en grasa, ya que confiere ventajas nutricionales indiscutibles. Además añade sabor, lo que promueve el consumo frecuente de verduras. Si te preocupan las calorías, recuerda que la clave está en la moderación y el balance. Bastará que aic aderezes livianamente la ensalada con una vinagreta de aceite de oliva y limón.

Pasando del Mediterráneo al Caribe, veamos un alimento que posee propiedades similares a las del aceite de oliva: el aguacate.

Una deliciosa fruta americana

El aguacate es un manjar del Nuevo Mundo. Cuando los españoles llegaron a América, se les obsequió este fruto. Representa no tan solo un regalo para la historia, sino para tu paladar y salud. Un aguacate maduro te invita a comerlo y saborearlo.

Además de contar con grasas saludables equivalentes a las del aceite de oliva, también tiene fibra, potasio y múltiples vitaminas, incluyendo C, E y del complejo B.[41] Aunque muchos lo clasifican como un vegetal, en realidad es una fruta con bajo contenido de azúcar.[42] Además de ser rico en antioxidantes, también contiene fitosteroles,[43] sustancias que mejoran los niveles de colesterol.[44] Es un alimento de alto valor nutricional que ejerce un impacto positivo en la salud visual, cardiovascular y general.

Esto se pudo apreciar en un estudio publicado en la *Revista de la Asociación Americana del Corazón*. Se compararon varias dietas, incluyendo una enriquecida con aguacates y otra baja en grasa. La enriquecida con aguacates fue más efectiva para mejorar los niveles de colesterol. Además, los participantes no aumentaron de peso.[45] En otras palabras, todo fue ventaja.

Por eso, si quieres proteger tu corazón y acentuar las virtudes de una ensalada, elevándola a la categoría de lo sublime, tanto en sabor como nutrición, adórnala con aguacate. Otra ventaja que obtendrás será que pasará lo mismo que con el aceite de oliva: sus grasas beneficiosas ayudarán a asimilar los nutrientes del resto de la ensalada.[46]

Para continuar con frutas de Latinoamérica, pasemos a explorar las bondades de una muy codiciada, porque de ella se elabora uno de los alimentos más atesorados de la humanidad.

Cacao: tesoro del mundo Azteca

Entre los tesoros que encontraron los conquistadores cuando llegaron a América se encuentra el cacao. Cuando arribaron al Nuevo Mundo, ocupaba un alto sitial en las sociedades indígenas. De su fruto se elaboraba una bebida a la que se le conferían poderes energizantes[47] y afrodisiacos.[48] Hasta se dice que el emperador Moctezuma la tomaba antes de visitar a alguna de sus esposas.

La bebida tenía un sabor complejo acompañado de un fuerte aroma, y se le añadían especias como canela y vainilla. Era muy cotizada en la clase dirigente y se consideraba de origen divino. Esta devoción por el cacao se reflejó en el nombre científico que posteriormente se le confirió al fruto, *Theobrama cacao*, que significa bebida de los dioses.[49]

Era tal el valor que se le adjudicaba, que los aztecas utilizaban sus semillas como moneda.[50] Así, mientras un esclavo costaba cien semillas, una meretriz cobraba diez.[51] Esta práctica de usar las semillas en lugar de dinero finalizó con la conquista española. A pesar de ello, nada impide que hoy puedas retomar la costumbre y hacer un trueque con las semillas. ¿Qué obtendrías? Salud. Como verás a continuación con los indios Kuna, el cacao protege tu organismo.

¿Quiénes son los Kuna? Una población indígena que vive en las islas de San Blas, un archipiélago en la costa del Caribe panameño. Es uno de los primeros pueblos que enfrenta las consecuencias del calentamiento global, ya que las islas coralinas que habitan, por ser planas, quedan indefensas ante la elevación del mar.[52] Aunque en gran medida conservan su dieta tradicional rica en frutas y pescado,[53] han adoptado un hábito propio de los países modernos. Consumen mucha sal.[54] Pero a pesar de ello, raramente padecen de presión arterial elevada, condición que tampoco exhiben cuando envejecen.[55]

¿Están protegidos por su genética? Inicialmente se pensó que sí. Sin embargo, cuando se supo que los indios Kuna que emigraron a Ciudad de Panamá estaban propensos a desarrollar hipertensión, se descartó esta posibilidad.[56] Posteriormente, un estudio identificó un factor que parecía explicar la diferencia: los Kunas de San Blas son probablemente la población con mayor ingesta de antioxidantes del mundo, gracias a su alto consumo de cacao. Los Kuna de Ciudad de Panamá, en cambio, ya no cuentan con esa protección, debido a que su ingesta es mucho menor.[57]

¿Cómo ejerce el cacao su efecto protector? A través de antioxidantes llamados flavonoides, que forman parte de una familia de sustancias que se encuentran en muchos alimentos de origen vegetal, incluyendo fresas, moras, frambuesas, naranjas, espinacas y pimientos. Muchas de estos compuestos son de interés por sus efectos benéficos en la salud. Los flavonoides en particular se encuentran en el té verde y otros alimentos, y en mayores cantidades, en el cacao.

Investigaciones han revelado que los flavonoides activan una sustancia que tiene un efecto vasodilatador[58] que disminuye la hipertensión.[59] Además de beneficiar la presión arterial,[60] estos antioxidantes mejoran los niveles de colesterol[61] y el funcionamiento de la insulina.[62] También previenen la inflamación y la formación de coágulos sanguíneos.[63] Todo esto se traduce en menor riesgo cardiovascular.[64]

Más aún, los flavonoides protegen contra el deterioro mental que acompaña la edad avanzada. Esto quedó demostrado en el *Estudio del cacao, cognición y envejecimiento* (*CoCoA*, por sus siglas en inglés), donde personas mayores con trastorno cognitivo leve recibieron diariamente una bebida que contenía flavonoides provenientes del cacao. Después de ocho semanas, su habilidad mental mejoró.[65]

Al conocer sus beneficios, te preguntarás cómo puedes incorporarlo a tu dieta. Antes de averiguarlo, es preciso que sepas cómo se obtiene chocolate a partir del cacao. Inicialmente, las semillas del fruto son secadas, tostadas y molidas. De ahí sale la pasta de cacao, que es la materia prima de la que se elaboran los diferentes chocolates. Los chocolates se consumen de dos formas, en barra o bebida. En barra puede ser negro, con leche o blanco. Mientras más oscuro sea, mayor será el aporte de cacao y más antioxidantes encontrarás.[66] El chocolate en bebida se prepara mezclando leche o agua con cacao en polvo.

Para obtener los beneficios de los antioxidantes, ¿basta cualquier chocolate? No. Desde que comenzó a producirse chocolate con leche a escala industrial, y bebidas instantáneas elaboradas con poco cacao y mucha azúcar, el chocolate ha vivido una transformación, convirtiéndose en un dulce de bajo costo. Aunque requiere de algún endulzante, debido a su sabor amargo, el exceso de azúcar lo ha reducido a su mínima expresión. Esto ha ocasionado que lo que una vez fue considerado manjar de dioses, hoy queda relegado a la categoría de comida chatarra.

Entonces, ¿cuál es la mejor forma de consumirlo? Tienes dos opciones: elegir cacao en polvo y prepararte una rica bebida espesa y vigorizante, la cual puedes endulzar con miel, o escoger una barra de chocolate negro con alto porcentaje de cacao. Lo importante es que el cacao sea el ingrediente principal.

Por eso, prefiere un chocolate negro a uno con leche, ya que el contenido de cacao en el chocolate con leche puede ser muy bajo,[67] debido a su elevada cantidad de azúcar. En cuanto al blanco, no encontrarás antioxidantes en él,[68] ya que la manteca de cacao, principal componente de este chocolate, no los contiene. Una vez hagas tu elección, no olvides que la moderación es sabia consejera.

A continuación, vamos a hablar de otros alimentos que no deben faltar en tu cocina, debido a los grandes aportes que hacen a tu salud.

Frutas y vegetales: un arcoíris de colores en tu plato

Una consecuencia negativa de la llegada de los productos ultra-procesados es que han venido acompañados de una marcada disminución en el consumo de alimentos frescos. Al ingerir comida chatarra, hemos desplazado de la dieta opciones más saludables, incluyendo frutas y hortalizas. Esto ha propiciado un descenso en los niveles de potasio. La baja ingesta de este mineral es alarmante, porque perjudica la presión arterial, lo que puede desembocar en un ataque al corazón.[69]

Por suerte, las frutas y vegetales aportan el potasio que necesitas y disminuyen el riesgo de sufrir tanto la hipertensión como los temidos derrames cerebrales.[70] En cuanto a la diabetes, las frutas y los vegetales de hojas verdes, reducen el riesgo de padecer esta enfermedad.[71] Además, al consumir frutas y hortalizas echas a un lado alimentos menos nutritivos, lo que impacta favorablemente tu peso, un factor crítico para prevenir la diabetes.[72]

Además de aportar potasio y prevenir enfermedades,[73] las frutas y vegetales proveen antioxidantes,[74] los cuales te protegen a través de múltiples vías. Entre otros beneficios, previenen el deterioro de las arterias e inhiben la activación de plaquetas que forman coágulos sanguíneos.[75] Aunque pensarás que estos compuestos requieren de un microscopio para poderse ver, en realidad son fácilmente perceptibles. Muchos de los pigmentos que les dan sus vívidos colores a las frutas y vegetales son antioxidantes.[76] Por ejemplo, el anaranjado de la zanahoria se debe al betacaroteno y el rojo del tomate al licopeno. Si quieres beneficiarte de ellos, crea un arcoíris de colores en tu plato, asegurándote de comer diariamente una combinación de frutas y hortalizas de diferentes tonalidades.

Por último, si deseas verte mejor y atraer todas las miradas, las frutas y vegetales son tu mejor aliado. Un estudio llevado a cabo en Inglaterra estableció que comer estos alimentos mejora la apariencia de la piel, haciéndonos ver más saludables y atractivos.[77] Lo bueno es que para obtener ese beneficio no fue necesario devorar un saco de manzanas diariamente. Bastó con que los participantes del estudio comieran todos los días de tres a cuatro porciones de frutas y vegetales, para que al cabo de seis semanas los cambios fueran perceptibles a simple vista. Los beneficios se obtuvieron gracias a los pigmentos que le dan el color a estos alimentos, los cuales influyen favorablemente en el tono de la piel gracias a sus efectos antioxidantes. ¡Quién diría que la mejor crema para el cutis la tenemos en la cocina!

Un bazar de sabores

El Bazar de las Especias es uno de los sitios más coloridos y exóticos de la antigua Estambul. Con sobre trescientos años de fundado, este enorme mercado ofrece las especias más exóticas del Oriente. Los tonos rojizos y azafrán de muchos de los condimentos invitan a disfrutarlos en la cocina y reflejan cuán fácilmente pueden transformar un plato ordinario en extraordinario.

Cuando sazonas con especias, añades dimensiones de sabor y experimentas con la herencia culinaria de diferentes culturas. Pero en tu búsqueda de nuevas experiencias, no te limites a las especias, añade también hierbas aromáticas, las que te ofrecen un ramillete de sensaciones y aromas. Al dejar caer con delicadeza en el plato romero, albahaca, orégano y laurel, y al espolvorear especias como canela, cúrcuma y comino, salpicas las preparaciones de sabor y color. Al realzar las comidas con sutiles pero complejos sabores te obsequias deleite y placer, a la vez que reemplazas el uso excesivo de sal por gratos regalos de la naturaleza.

Aunque las hierbas y especias se usan principalmente para darle sabor a las preparaciones, sus atributos traspasan los sentidos y enriquecen nutricionalmente los alimentos, al tener propiedades antiinflamatorias, antioxidantes y anticancerígenas.[78] Aunque los condimentos se utilizan en pequeñas cantidades y el aporte de sus compuestos es modesto, cada uno cuenta dentro del conjunto de una alimentación saludable.

Por eso, opta por condimentos naturales, porque no le añaden sustancias dañinas a tus platos. Elimina los sazonadores artificiales, cuyos ingredientes muchas veces desconoces, y escoge sazonadores que cautivan tus sentidos ofreciéndote un pasaporte al bienestar. Elige lo natural, elige lo auténtico… ¡elige hierbas aromáticas y especias!

Ahora que has visto la importancia de la calidad de los alimentos, tienes claras las bondades de los nutrientes. Los compuestos que se encuentran en los alimentos integrales están en cantidades equilibradas, tal como la naturaleza lo dispuso. Esto facilita su asimilación. Además, al ingerir una dieta variada, te aseguras de suplir la amplia gama de nutrientes que tu cuerpo requiere, ya que si un alimento es bajo en uno, otros compensarán su deficiencia.[79]

Solo una alimentación diversa te brinda las proteínas, grasas, vitaminas, minerales y antioxidantes que tu organismo necesita. Al ver la alimentación en su conjunto, el impacto en tu salud es mayor que cuando fragmentas sus partes. El consumo aislado de frutas, vegetales, aceite de oliva, frutos secos, yogur e incluso la miel, tienen efectos positivos en tu salud, pero maximizas sus beneficios cuando los combinas diariamente como parte de un conjunto integrado de alimentos.[80]

El mensaje de este capítulo es que los nutrientes que aportan los alimentos son fundamentales. Dejarte guiar ciegamente por la pérdida de peso que obtienes con cualquier dieta que restrinja suficientemente las calorías, sin tomar en consideración la calidad de los alimentos que la componen, es un enfoque simplista. Por eso, prefiere una dieta que incluya variedad de alimentos de alta calidad, así favoreces tu cintura y beneficias tu salud.

9

LA FUENTE DE LA JUVENTUD

Todos los caminos conducen a Santiago de Compostela. La meta es llegar a la catedral, uno de los grandes centros de peregrinación de la cristiandad. De acuerdo a la tradición, ahí descansan las reliquias de Santiago el Mayor, uno de los doce apóstoles.

Todos los años, miles de peregrinos recorren a pie diversos tramos del norte de España para encontrarse con los restos del apóstol. La caminata toma días, y rememora la época cuando la actividad física formaba parte del diario vivir. Al llegar a la catedral, los peregrinos pasan el Pórtico de la Gloria. Allí ponen su mano en una piedra que se ha desgastado a través de los siglos por el contacto con los dedos de los creyentes.

Los peregrinos que tienen la suerte de visitar la catedral un año en que el veinticinco de julio, día de la festividad del santo, cae domingo, obtienen una generosa dispensa. Una vez oran, se confiesan y comulgan, todos sus pecados son perdonados, por lo que no tendrán que expiar ninguna pena por ellos, bien sea en la vida terrenal o el purgatorio.

Si lo anterior no es suficiente para motivar a las personas a llegar a pie a Santiago de Compostela, otra razón podría persuadirlos.

Su salud mejorará. Estudios llevados a cabo en peregrinos revelan que los niveles de colesterol, presión arterial y peso corporal mejoran con las caminatas, lo que disminuye el riesgo de sufrir un ataque al corazón.[1]

Movernos para vivir

La ciencia ha demostrado que el ejercicio es un bálsamo para la salud. Las primeras investigaciones se llevaron a cabo en Londres a mediados del siglo pasado, en los vistosos autobuses rojos de dos pisos que recorren la ciudad. Se comparó la salud de los conductores, que estaban sentados todo el día, con la de los cobradores, que subían y bajaban continuamente las escaleras para recaudar la tarifa. Resultó que los conductores tenían el doble de riesgo de morir del corazón.[2]

Las observaciones hechas en este estudio fueron corroboradas posteriormente en carteros, que recorrían grandes distancias a pie o en bicicleta para entregar la correspondencia. Padecían menos enfermedades cardiovasculares que otros trabajadores cuyas funciones se limitaban a contestar el teléfono.[3]

Estudios recientes han validado los impresionantes efectos que tiene el ejercicio en la salud. Además de evitar las enfermedades del corazón,[4] previene la diabetes[5] y el cáncer[6] tanto de seno[7] como de colon.[8] También combate la pérdida de volumen cerebral que acompaña a la vejez y afecta la memoria.[9] Sin olvidar que incrementa el bienestar, al combatir la depresión.[10]

Sorprendentemente, el ejercicio puede ser igual de efectivo que muchos fármacos en la prevención de diabetes, en la rehabilitación de un derrame cerebral y en la disminución del riesgo de muerte en pacientes del corazón.[11] No en vano ha sido llamado "el medicamento milagroso".[12] Sin lugar a dudas, las personas activas le añaden años a su vida y vida a sus años.[13] Tal parece que la fuente de la juventud que buscó infructuosamente Ponce de León en la Florida se encuentra... ¡en el ejercicio!

Entonces, ¿cuánto ejercicio debes hacer? Un mínimo de treinta minutos de ejercicio moderado cinco veces por semana o de veinte minutos de ejercicio vigoroso tres veces a la semana.[14] Moderado equivale a caminar a paso ligero y vigoroso, a correr. Si prefieres, puedes practicar otras actividades que te gusten más y que sean similares en intensidad. Por ejemplo, bailar en lugar de caminar o montar bicicleta en vez de correr. El ejercicio recomendado es adicional a las tareas livianas que haces durante el día, como hacer la compra, preparar la comida o buscar el correo.

Existen diferentes tipos de ejercicio. Caminar y correr son actividades aeróbicas, las que más protegen el corazón, por eso también se les dice ejercicios cardiovasculares. Al ejercicio que fortalece la musculatura y los huesos se le llama anaeróbico. El levantamiento de pesas y las lagartijas caen en esta categoría. Estos últimos requieren un día de descanso entre medio. Lo ideal es que complementes aeróbicos con anaeróbicos, para que obtengas todos los beneficios.[15]

Es buena estrategia añadir diversión. Ejercitarte no tiene que aburrirte. Puedes caminar o correr fuera de casa, sobre todo si hay áreas verdes alrededor, y escuchar música mientras lo haces. También puedes tomar clases de baile, hacer jardinería, montar bicicleta, nadar o practicar tu deporte favorito. Además, la tecnología ayuda. Existen numerosos juegos para videoconsolas que combinan rutinas aeróbicas con baile y música, los cuales son muy divertidos. Trata de incluir a familiares y amigos, así fortalecerás tus relaciones afectivas y harás la rutina más entretenida.

Comienza poco a poco. Aunque el ejercicio es fundamental para la salud, realizar en una semana lo que no has hecho en mucho tiempo es contraproducente. Por eso, para minimizar riesgos y maximizar beneficios, incrementa la actividad física escalonadamente, de forma que tu cuerpo tenga tiempo de adaptarse.

Si llevas una vida sedentaria, puedes empezar tu rutina caminando diez minutos al día, cinco veces a la semana. Después de dos semanas incrementa la duración a diez minutos, y dos semanas más tarde otros diez. ¡Excelente! En menos de dos meses estarás haciendo la cantidad mínima recomendada: treinta minutos, cinco veces a la semana.

Una vez llegues a este punto, no te detengas. Recuerda que treinta minutos es la cantidad mínima, no la óptima. Poco a poco, continúa incrementando minutos, hasta que llegues a una hora al día. Una de las ventajas del ejercicio es que a mayor dosis, mayores beneficios.[16] Es decir, incrementar la actividad física por encima de los niveles mínimos recomendados brinda mayor protección contra las enfermedades del corazón, la diabetes y el cáncer.

Contrario a lo que sucede cuando nos ejercitamos, pasar muchas horas sentado aumenta el riesgo de enfermedades. Ya viste que los conductores de autobuses ingleses sufrían más del corazón. De igual forma, una actividad aparentemente inofensiva como ver televisión también está relacionada a mayores trastornos de salud. Las personas que pasan muchas horas viendo televisión tienen mayores posibilidades de ser obesos, de padecer diabetes y de morir prematuramente.[17] Es decir, lo importante no es solamente hacer más ejercicio, sino también pasar menos tiempo sentado viendo televisión, jugando videojuegos o navegando en Internet. El sedentarismo ocasiona millones de muertes al año.[18] No te conviertas en su víctima, ¡muévete más!

A pesar de los grandes beneficios que conlleva la actividad física, hay circunstancias donde es recomendable visitar al médico antes de comenzar una rutina. Si padeces alguna enfermedad, tienes alguna condición de salud que incrementa tu riesgo cardiovascular, alguna vez has sufrido un ataque al corazón o estás embarazada, consulta al doctor antes de ejercitarte. Aunque el ejercicio aeróbico de baja intensidad es beneficioso en el embarazo, es aconsejable tomar la precaución de hablar previamente con el médico, para descartar cualquier contraindicación que pueda existir en un caso particular.

El rol del ejercicio en la pérdida de peso

Vamos a ver cómo la actividad física ayuda a adelgazar. Para ello, veamos qué sucedió en un parque de Kenia que sirvió de escenario para un singular estudio. Se comparó a dos grupos de monos. Un grupo se alimentaba con una dieta exclusivamente silvestre. Estos animales recorrían el parque en busca de comida, por lo que se movían mucho. El otro grupo se había asentado cerca de un campamento de turistas y se alimentaba principalmente con las sobras y desechos de comida que los visitantes depositaban en la basura. Este último grupo se rascaba la barriga gran parte del día, sin pasar trabajo consiguiendo comida. La tenía accesible. Bastaba con acudir al basurero.

Curiosamente, ambos grupos ingerían la misma cantidad de calorías. A pesar de ello, algo preocupante ocurría con los monos que se habían acostumbrado a la placentera y cómoda vida del campamento de turistas. Algunos de ellos estaban obesos, habían desarrollado colesterol elevado y altos niveles de azúcar en la sangre.[19] Su salud se deterioraba. ¿Por qué? Porque casi no se movían. Contrario al grupo de monos que se desplazaba para obtener comida, los que se alimentaban con los desechos de los turistas hacían poco ejercicio.

Algo similar nos ocurre a nosotros. Desde el inicio de nuestro género, hace cerca de dos millones de años, la actividad física fue parte de nuestro diario vivir. Tal y como ocurría con los monos que obtenían su propia comida, la ingesta de alimentos estaba ligada a la actividad física. Fue hace solo doscientos años, con la Revolución Industrial y la automatización de las tareas, que dejamos de ejercitarnos.[20]

Ahora obtener alimento es tan sencillo como dirigirnos en el vehículo al supermercado más cercano o a nuestro restaurante de comida rápida favorito. O ni tan siquiera eso. A veces basta con una llamada telefónica para que nos entregen la comida en nuestra casa. Al igual que los monos vecinos de los turistas, ya no tenemos que ejercitarnos para alimentarnos. Y para parecernos aún más a ellos, ¡nos encanta la comida basura! No es de extrañar que padezcamos una epidemia de sobrepeso y obesidad.

¿Qué podemos hacer para adelgazar? Movernos más y alimentarnos mejor. En capítulos anteriores viste la importancia de comer saludable. Ahora vamos a enfocarnos en el ejerccio. Pero antes que nada, es bueno aclarar algo. Si tuvieses que escoger entre hacer dieta o hacer ejercicio, ¿cuál sería más efectivo para adelgazar? Sin duda hacer dieta. ¿Por qué? Porque al ejercitarte, no quemas tantas calorías como a lo mejor piensas. Por ejemplo, para quemar las ciento cincuenta calorías de una lata de refresco, una persona de peso promedio tendría que caminar a paso ligero casi media hora. ¿No sería más fácil que sustituyera el refresco por agua y se ahorrara la caminata? ¡Claro que sí![21]

Además, las calorías se acumulan con facilidad. Una hamburguesa con queso ultra-procesado, de esas que despachan en los negocios de comida rápida, acompañada de papas fritas y refresco, fácilmente puede alcanzar las mil calorías. ¿Sabes cuánto tendría que caminar la persona del ejemplo anterior para quemar las mil calorías? ¡Más de tres horas en un solo día! Nuevamente, sería preferible que se olvidara de la hamburguesa y sus acompañantes, para que así pudiese economizar todo ese tiempo.

No es que el ejercicio sea un pasatiempo inútil. ¡Por supuesto que es importante para la salud![22] El punto es que para adelgazar, si tuvieses que escoger entre hacer dieta o hacer ejercicio, la dieta es más efectiva.[23] Pero afortunadamente, no tienes que elegir una cosa u otra. Puedes escoger las dos. La mejor forma de adelgazar surge cuando combinas ambas estrategias.[24] Sí, añadir ejercicio te dará mejores resultados que hacer dieta solamente.[25] Mejorará la pérdida de peso. ¿Conclusión? Integra el ejercicio a la dieta.

Además de ayudarte a adelgazar, incorporar ejercicio facilitará que conserves el peso perdido.[26] Un problema común después de hacer dieta es que las personas vuelven a recuperar el peso. Tal vez te haya pasado. Te pones a régimen, adelgazas, y tan pronto alcanzas tu objetivo y finalizas la dieta, empiezas a subir de peso. Lentamente, pero sin pausa, regresas al punto de partida. Hay dos remedios para esto.

Uno es adoptar una dieta flexible, saludable y sabrosa, de forma que la puedas implantar permanentemente, integrándola a tu estilo de vida. La dieta flexitariana reúne estas características. El otro remedio es poner en marcha un programa de actividad física. Los estudios indican que el ejercicio es necesario para mantener el objetivo logrado.[27]

También ayuda a distribuir mejor la grasa corporal, al disminuir la acumulación de grasa en el abdomen, la forma más peligrosa.[28]

En cuanto al tipo de ejercicio, ¿cuál es el más efectivo para adelgazar? Ya viste que hay dos grandes categorías: aeróbicos como caminar y correr y anaeróbicos como levantar pesas. El más efectivo es el aeróbico.[29] Por eso, camina, baila o realiza actividades similares.

Ahora que has visto cómo la actividad física te ayuda a adelgazar, es momento de explorar el rol de tu mente en la pérdida de peso. Lo verás en el próximo capítulo.

10

~~~

MARAVÍLLATE COMO SIMÓN

Un niño de cuatro años enfrenta un dulce dilema. Puede saborear una rica golosina inmediatamente, o puede comerse dos, si es capaz de esperar quince minutos. La decisión que tome repercutirá en su futuro.

Los niños que participaron en el estudio y resistieron la tentación de comerse el dulce fueron afortunados. No solo porque pudieron disfrutar dos golosinas en vez de una, sino porque fueron más exitosos a lo largo de su vida. Los niños, ahora cuarentones, con el paso de los años lidiaron mejor con el estrés, estuvieron menos propensos a caer víctimas de la adicción a drogas y se superaron más académicamente.[1] Además, décadas después, son más esbeltos, lo que disminuye su riesgo de padecer alguna enfermedad crónica.[2]

Otros estudios han validado el experimento. Una investigación llevada a cabo en Nueva Zelanda reveló que los niños que resistían mejor las tentaciones cuando tenían diez años, treinta años después gozaban de mejor salud, disfrutaban de mejores ingresos y enfrentaban menos problemas con la ley.[3] ¿Cuál es el secreto?

El autocontrol.[4] El secreto radica en la capacidad de regular tus pensamientos y emociones. En no dejarte seducir por las tentaciones.

En sacrificar un placer inmediato con el fin de obtener uno más apetecible luego. En fin, en obviar el dulce a mano para saborear dos después.

Es el método infalible para obtener tus objetivos a largo plazo. ¿Quieres adelgazar y proteger tu salud? Implanta las recomendaciones de este libro e incorpóralas a tu estilo de vida, utilizando el autocontrol para derrotar los obstáculos que se presenten en el camino. No bastan buenas intenciones, es necesario que modifiques tu conducta permanentemente.

De los componentes del programa para adelgazar, el de este capítulo puede ser el más importante. Ya viste que tienes que estar atento a las calorías que ingieres. También que el ejercicio es un arma adicional en tu lucha contra el sobrepeso. Ahora, te presentaré el último componente del programa para adelgazar: la conducta.[5]

En la medida que modifiques tu conducta, ingiriendo menos calorías y realizando más ejercicio, tendrás éxito. Para lograr tu objetivo de disfrutar una figura más esbelta y exponerte a un menor riesgo de morir prematuramente a causa del cáncer, la diabetes o las enfermedades del corazón, es necesario que logres implementar la dieta a largo plazo y vencer las tentaciones que se presentarán en el camino.

Además del autocontrol, hay otro factor que resulta fundamental para conseguir tus objetivos. Tiene que ver con tu actitud. Se llama optimismo.

Dime qué piensas y te diré cómo eres: optimista o pesimista

Comenzando en 1962, cientos de pacientes completaron un examen de personalidad en la prestigiosa Clínica Mayo. Treinta años después, cuando se tabuló cuántos de ellos habían fallecido, se identificó una característica de su personalidad que estaba vinculada a mayor riesgo de mortalidad: el pesimismo. ¡Ser pesimista incrementaba el riesgo de muerte![6]

Después de conocer este dato, supongo que te gustaría saber más del asunto. ¿Qué determina si eres pesimista u optimista? En gran medida, cómo ves el futuro inmediato. Si eres optimista, crees que las cosas van a salir bien y que vas a prevalecer en lo que te propongas. Si eres pesimista, piensas que todo te va a salir mal. Esa diferencia en como ves el futuro es importante, ya que va a determinar con cuanto ahínco vas a persistir en tu propósito.[7]

Si eres pesimista, tan pronto surja un obstáculo te vas a desmotivar porque, después de todo, ¿para qué tratar de conseguir algo que de antemano sabes que no vas a obtener? Si eres optimista, en cambio, el obstáculo no te va a amilanar, porque tienes la convicción de que vas a triunfar. Esta distinción explica por qué los optimistas suelen obtener mejores resultados en todo lo que se proponen: porque perseveran. Lo interesante es que todo depende de la forma de ver las cosas. En realidad, ambos se enfrentan al mismo escenario.

Una de las personas que más ha estudiado el tema es Martin Seligman. Siendo presidente de la Asociación de Psicólogos Americanos, fundó el movimiento de la Psicología Positiva, con el fin de determinar qué distingue a las personas felices y exitosas de las que no lo son.[8] Identificó que ser optimista hace la diferencia. Más importante aún, concluyó que tanto el optimismo como el pesimismo son patrones mentales producto de las conversaciones que mantenemos con nosotros mismos. Es decir, son hijos de nuestro diálogo interno.[9]

De acuerdo a Seligman, las personas interpretan lo que les ocurre de forma distinta, por eso los optimistas ven oportunidades donde los pesimistas solo ven obstáculos. Esta forma antagónica de analizar las cosas se resume en tres grandes diferencias que veremos a continuacion. Imagina que un optimista y un pesimista se enfrentan a una misma adversidad. ¿Cómo responderá cada uno?

La primera diferencia es que el optimista verá el evento como transitorio, mientras que el pesimista lo percibirá como permanente y lo proyectará hacia el futuro. La segunda es que el optimista adjudicará el suceso a causas ajenas a él, mientras que el pesimista se echará la culpa de lo ocurrido. La tercera es que el optimista interpretará el asunto como un hecho aislado, mientras que el pesimista lo percibirá como algo que repercutirá negativamente en todas las áreas de su vida. El resultado de estos tres enfoques divergentes conllevará que el pesimista pierda la esperanza y se rinda, y que el optimista mantenga la fe y persevere.

Mira un ejemplo. Supón que estás a dieta y cedes a una tentación. Te comes un helado de vainilla con dulce de leche por encima. Cómo responderás dependerá de tu actitud. Si eres pesimista, piensas que has echado todo por la borda. Que tus esfuerzos anteriores se han venido abajo. Que como ya fallaste con el helado, vas a fallar en todo lo demás. Reprochas tu debilidad y te culpabilizas. Sientes que no mereces otra oportunidad. Te dices a ti mismo que no tienes remedio y concluyes que no vale la pena proseguir, porque vas a fracasar. Derrotado, detienes la dieta.

Si eres optimista, ves el antojo como un incidente aislado. Piensas que hasta ese momento la dieta funcionó bien y que no todo está perdido. Que la culpa no es tuya, sino del ambiente obesogénico que te rodea. Te acuerdas de otras áreas de tu vida donde has podido superarte pese a las adversidades. Te dices a ti mismo que mereces otra oportunidad. Decides aprender de tu error y lo ves como una enseñanza que te ayudará a mejorar. Sabes que al final del camino prevalecerás. Concluyes que la próxima vez te irá mejor, y más trascendental aún, que vas a continuar con la dieta. Te sientes esperanzado y motivado.

Como ves, la situación es la misma, pero las consecuencias son radicalmente opuestas. Dependiendo cómo interpretas las cosas, acabas de pie, listo para continuar la pelea o abatido y desmoralizado. Todo depende de lo que te digas a ti mismo. De la actitud que asumas. De tu diálogo interno. Esto quiere decir que lo importante no es lo que nos ocurre, sino cómo respondemos a ello.

Rendirte o perseverar hace la diferencia, porque quien persevera ante la adversidad, tiene más probabilidades de superarla. Esto explica por qué los optimistas son más exitosos que los pesimistas en todos los ámbitos de la vida. Los optimistas se deprimen menos, generan mayores ingresos, disfrutan más la vida, tienen mejores relaciones con los demás y son más saludables.[10] ¡Vale la pena ser optimista! La pregunta es cómo lograrlo.

Modificando tu diálogo interno. Para hacerlo, es necesario que pienses como un optimista. Esto conlleva cultivar la esperanza y mirar el lado bueno de las cosas. La finalidad es reestructurar tus pensamientos, de forma que sean más positivos. Está en tus manos hacerlo.

El optimismo complementa el autocontrol y es su principal aliado. Por eso, es importante que estén combinados. De lo contrario, te rendirás cada vez que cedas a una tentación. Después de todo, el autocontrol no tiene que ser perfecto. Nada en la vida lo es. Puede haber ocasiones en que las cosas no te salgan bien, a pesar de tu mejor esfuerzo. Cuando eso ocurra, lo crucial es que te repongas y perseveres con optimismo.

Ahora que has visto la importancia del autocontrol y el optimismo, vamos a ver un tercer ingrediente que es esencial en todas las dietas: la flexibilidad.

La fortaleza del bambú radica en su flexibilidad

Imagina a Natacha, una chica con sobrepeso que se impone una dieta rígida, con la pretensión de implantarla a la perfección. Para Natacha, todo lo que hace falta para adelgazar es adherirse estrictamente a un conjunto de reglas inflexibles. Como verás a continuación, su estrategia fracasará, ya que su aspiración a la perfección se tornará irrealista, haciéndose imposible de implementar.

Natacha comienza seleccionando una dieta y delimitando unas fronteras rígidas que se compromete a no traspasar. Su programa para adelgazar es bajo en grasa o bajo en carbohidrato, da igual, ya que cualquiera de las dos opciones asegura que una amplia cantidad de alimentos estarán restringidos. Para Natacha, todo tipo de placer está supeditado al cabal cumplimiento del estricto régimen alimenticio. Así, el disfrute está descartado, la consigna es sacrificio. Cualquier violación a las reglas es impensable, conllevaría echar todo por la borda.

Natacha comienza su dieta con ímpetu, implantando todas las reglas a cabalidad. Incluso se resiste a escuchar su cuerpo, ya que lo importante es acatar las normas. Si le dan ganas de comer, se aguanta hasta que llegue el momento predeterminado de su próxima ración. Soporta con estoicismo las incontables restricciones. Se resigna a pasar hambre. Después de una semana, todavía le queda empuje.

Sin embargo, según pasan los días, la monotonía de la alimentación empieza a hacer mella. Además, el estrés de la vida diaria torna la dieta más difícil de sobrellevar, ya que la poca energía que provee la limitada cantidad de comida disminuye la tolerancia y paciencia de Natacha, debilitando su autocontrol. Finalmente, llega el momento de la verdad.

Cansada, después de un día de trabajo estresante, y sin haber comido nada desde el mediodía, se detiene en el supermercado para hacer la compra. Haciendo fila para pagar, Natacha se fija en un colorido paquete de galletas de chocolate rellenas de crema, las cuales han sido colocadas allí premeditadamente, para seducir a los clientes que ingenuamente esperan su turno para finalizar la compra. Las galletas parecen gritarle, ¡cómenos! Hambrienta, cede a la tentación y las compra. Tan pronto sale del supermercado, impulsivamente, abre el paquete y devora las galletas.

Presa del pánico por violar una de sus sacrosantas reglas, piensa que su glotonería no tiene límites y que está condenada a ser gorda. Se juzga de forma implacable y rápidamente emite el temido veredicto: ¡culpable! Para aliviar su ansiedad, de camino a su casa se detiene en una panadería y se come una rosquilla azucarada. Total, ¡qué le importa una raya más al tigre! Sin embargo, esta recaída la conduce a un círculo vicioso difícil de salir. Vuelve a recriminarse con dureza. Lamentándose y martirizándose, se lanza a un pozo cada vez más profundo. Deprimida, abandona la dieta.

El ejemplo de Natacha puede parecer extremo, pero lamentablemente, existen muchas Natachas. Representan una conducta preocupante identificada por estudiosos del tema. Esta forma equivocada de hacer dieta se llama "control rígido".[11] En el control rígido, las personas adoptan reglas inflexibles con el propósito de no romperlas bajo ningún concepto. El disfrute de la comida no se toma en cuenta, porque la consigna es sacrificio. Además, a tono con la óptica restrictiva, se hace una larga lista de alimentos "prohibidos" cuya ingestión supone una infracción a las normas ya establecidas.

Tan pronto una de las reglas es violentada, la persona se siente culpable y experimenta emociones negativas que aviva con recriminaciones dirigidas hacia sí misma. Le echa fuego a la hoguera con sus reproches y críticas, hasta que, hundida en un mar de frustración y desesperanza, busca aliviar sus sentimientos a través de la comida. Entonces, come impulsivamente y engorda, a pesar de haberse puesto a dieta.

Este enfoque rígido está condenado a sabotearse a sí mismo, ya que se basa en una mentira llamada perfeccionismo. El perfeccionismo pretende que las cosas sean perfectas, y si no lo son, entonces no sirven para nada. Ve todo en términos de blanco o negro, sin dejar espacio para el gris. Nos obliga a escoger uno de dos caminos: llevar la dieta a la perfección o comer desordenadamente.

Por suerte, hay otra forma de hacer las cosas. Se llama "control flexible".[12] Como su nombre indica, en este enfoque no hay reglas rígidas. No se ven las cosas en términos de todo o nada. Las normas no están escritas en piedra. Además, la dieta se adapta a las realidades de la vida. Por ejemplo, si estás en un cumpleaños y decides comer un pedazo de bizcocho junto a tus seres queridos, perfecto. Lo esencial es que una vez concluya la celebración, retomes el régimen inmediatamente. Como ves, hay margen para excepciones.

Si cometes un error, tampoco pasa nada, sencillamente te levantas y sigues adelante. Después de todo, nada está totalmente prohibido, ya que se toleran los errores. Lo importante es que estés atento a que las excepciones no se conviertan en la regla, porque de ser así, se te hará imposible alcanzar tus objetivos. Todo es cuestión de balance, flexibilidad y sentido común.

En el ejemplo que vimos de Natacha, si ella no se hubiese impuesto reglas inflexibles, a la vez que se exigía una conducta perfecta, habría sido más comprensiva consigo misma. No se hubiera maltratado como lo hizo y habría continuado hasta alcanzar su objetivo, a pesar de haberse comido las galletas.

Albert Ellis, un eminente psicólogo del siglo pasado, recalcaba la importancia de ser compasivos con nosotros mismos y aceptarnos incondicionalmente, con las imperfecciones propias de nuestra naturaleza humana. Ellis decía que el perfeccionismo es un pensamiento irracional, una quimera imposible de alcanzar, un tipo de sicosis.[13] Esto quiere decir que lo importante no es tratar de alcanzar una perfección ilusoria, sino superarnos y perseverar ante los obstáculos que se presenten, a la vez que aprendemos de nuestros errores.

Además de su control rígido, Natacha tuvo otro problema que la atormentó. No pudo lidiar con el estrés que le ocasionó la camisa de fuerza que se impuso. La presión que sintió la empujó a buscar refugio en precisamente lo que quería evitar, la comida. El estrés se convirtió en su enemigo. Para que no te pase como a ella, tienes que saber controlarlo.

Diez minutos de paz

Imagina que estás disfrutando un apacible día en el campo. Todo marcha bien hasta que, de repente, te topas con un oso hambriento que se saliva al verte. Si el pánico no te paraliza, en milésimas de segundo tomarás una decisión de la cual dependerá tu vida: huir o luchar. Como las probabilidades de vencer a un oso en una lucha cuerpo a cuerpo son remotas, lo más seguro es que escojas la segunda alternativa, huir.

Salvarte implica correr y escalar hasta la copa del árbol más cercano, lo que no será tan difícil como parece, dado el torrente de adrenalina que inundará tu sangre y te impulsará a subir. Esta decisión de huir o luchar se da en un santiamén, ya que no hay tiempo para aquilatar sosegadamente las ventajas y desventajas de ambas opciones.

El estrés no siempre es malo. En una situación de emergencia te puede salvar la vida, ayudándote a responder adecuadamente. Ante una amenaza, el cuerpo reacciona de forma automática y coordinada. Áreas primitivas del cerebro asumen el control y activan el sistema nervioso, propiciando la emisión de hormonas que te movilizan contra el peligro.[14]

Estas hormonas liberan energía, la cual es distribuida a las áreas del cuerpo que más la necesitan, por medio de una elevación de la presión sanguínea y del ritmo cardiaco. En el caso del encuentro fortuito con el oso, la energía se utiliza para proveerle combustible a la musculatura de tus brazos y piernas, de forma que corras lo más rápido que puedas y te subas al árbol.

El problema del estrés consiste en que es un cuchillo de doble filo. Te puede salvar, pero también te puede matar. Cuando deja de ser una excepción para convertirse en regla, entonces se torna crónico y se convierte en nocivo.[15] Veamos un ejemplo. Piensa en un empleado que tiene que lidiar con un trabajo que le exige jornadas laborales interminables bajo el yugo de un jefe que lo humilla, lo hostiga y le hace la vida imposible. Renunciar no es opción, ya que el clima económico no provee ofertas de empleo y tiene hijos que mantener. Se encuentra acorralado. Sin vía de escape.

Su cuerpo percibe esta situación como una amenaza y a diario se estresa. Con el paso del tiempo, su organismo empieza a sufrir las consecuencias. La elevación en la presión arterial, que en el ejemplo del oso fue momentánea, en este caso se torna permanente, lo que degenera en hipertensión. A largo plazo, el subyugado empleado se expone a un infarto.

Existen otras formas mediante las cuales el estrés afecta la salud. Una es la de las personas que tratan de calmar la ansiedad con una dosis de nicotina, lo que a largo plazo puede desembocar en cáncer del pulmón. Otra forma es la de los ansiosos que no pueden disfrutar de un sueño reparador, lo que causa un desgaste corporal que los hace más propensos a enfermarse.

Pero los efectos del estrés no terminan ahí. También impacta cuánto comemos. Puede inducirnos a comer menos o más, dependiendo de la situación. Ante la presencia de un oso, se nos quitará el hambre, ya que en ese momento comer no es la prioridad, la prioridad es no ser comido. Sin embargo, cuando es de menor intensidad pero continuo, como el caso del jefe complicado, entonces se torna crónico e impulsa a comer.[16] ¿Cómo lo hace? Debilitando nuestro autocontrol.[17]

El autocontrol forma parte de la función ejecutiva del cerebro.[18] Ahí reside la capacidad de inhibir nuestros impulsos, de seguir instrucciones y de planificar objetivos a largo plazo.[19] Cuando nos estresamos, la función ejecutiva se debilita, porque otras áreas del cerebro que operan por instinto asumen el protagonismo.[20]

En una situación de emergencia esto es deseable, ya que como vimos con el oso, no era momento de deshojar margaritas. Sin embargo, en la cotidianidad del día a día nos perjudica, ya que entorpece nuestra capacidad de controlar las emociones. Además, nos distrae y nos roba la energía mental que necesitamos para alcanzar las metas.

Esto quiere decir que para resistir las tentaciones y evitar comer por impulso tienes que controlar el estrés. Tal vez te parezca imposible. Después de todo, vives en un mundo acelerado que te mantiene corriendo de un lado para otro, desde la mañana hasta el anochecer. No parece haber tiempo para nada. ¿Qué puedes hacer? Afortunadamente existe un remedio. Se llama relajación.

La relajación es la antítesis del estrés.[21] Mientras el estrés eleva la presión arterial y acelera los latidos del corazón, la relajación disminuye la presión y aminora el ritmo cardiaco. Mientras el estrés agita los nervios, la relajación los calma. Mientras el estrés debilita la función ejecutiva, la relajación la fortalece. En fin, la relajación es tu mejor aliada.

Entonces, ¿cuál es la fórmula para relajarte? Una infalible es la respiración.[22] La respiración es el puente que une lo físico con lo mental. Tranquilizando la respiración, relajas el cuerpo y la mente. En todo momento puedes hacer uso de ella para calmar tus emociones, centrar tu mente y fortalecer tu autocontrol.

Supón que te enfrentas a una situación estresante que amenaza tu autocontrol y las metas que te has propuesto. ¿Qué puedes hacer? Puedes calmar tus impulsos dirigiendo tu atención a la respiración y respirando pausadamente. Después de unos instantes, te sentirás calmado.

Hecho esto, enfoca tu mente en tu objetivo y en todos los beneficios que obtendrás cuando lo alcances. De esta forma, evitarás que la ansiedad se apodere de tu mente y estarás en mejor posición de evaluar fríamente lo que más te conviene, para tomar la mejor decisión.

Ahora que hemos visto cómo la relajación te ayuda a lidiar con el estrés, vamos a ver una práctica relacionada: la meditación. La meditación es una disciplina milenaria que confiere muchos beneficios. Uno que sobresale es que te ayuda a disfrutar la vida y ser más feliz. Es el caso de la "atención plena", una meditación budista que ha sido objeto de numerosos estudios. Los resultados indican que está vinculada a mayores niveles de bienestar y salud mental.[23] La clave de la atención plena es vivir inmerso en el presente, aceptando impasiblemente lo que no es posible cambiar.

Sería interesante saber qué pasaría si aplicásemos la atención plena a la alimentación. ¿Sería capaz de aumentar nuestro disfrute de la comida, a la vez que nos ayuda a alimentarnos mejor? ¿Te imaginas, poder comer sano mientras nos deleitamos con la experiencia? Veamos qué sucede cuando comemos con atención plena.

Comer con atención plena

Visitemos dos destinos: Francia y la isla de Okinawa en Japón. A pesar de sus diferencias, ambos lugares guardan secretos que proveen la clave para adelgazar con disfrute. Comencemos con Okinawa.

En el capítulo dos conociste a los esbeltos y longevos pobladores de Okinawa. Su larga vida y excelente salud se debe a su dieta tradicional rica en frutas, vegetales, tofu y batata, salpicada con un poco de carne. Pero más allá de su dieta, los residentes de Okinawa guardan un secreto. Se llama *hara hachi bu*.

En japonés, *hara hachi bu* significa comer hasta estar un ochenta por ciento llenos.[24] Esto quiere decir que ellos están muy atentos a las señales de saciedad que les brinda su cuerpo y paran cuando están satisfechos. Así, dejan vacío un pequeño espacio del estómago y no comen hasta reventar.

Este principio es muy importante, ya que te dice a dónde tienes que dirigir tu atención para determinar cuándo paras de comer. En vez de guiarte por señales externas, como la cantidad de comida que hay en el plato, es mejor que escuches tu cuerpo y respetes sus señales de saciedad. Esto evita que comas de más.

En cuanto a los franceses, ¿qué secreto guardan? El disfrute del alimento.[25] Para ellos, las comidas del día son una oportunidad para saborear cada bocado y compartir en familia. Un momento para vivir la vida sin prisa. Contrario a los almuerzos de media hora típicos de algunos países, que se ingieren velozmente en negocios de comida rápida, en Francia el almuerzo puede tomar dos horas, lo que permite disfrutar la experiencia y fortalecer los lazos afectivos.

Además de alargar la sensación de placer, alimentarnos sin prisa evita comer de más. Cuando saboreas despacio cada bocado entras en contacto con el cuerpo y percibes mejor las señales de saciedad. Por eso, come pausadamente, para que tu organismo tenga tiempo de decirte, ¡detente![26]

Francia y Okinawa te ofrecen dos enseñanzas. Una es que estés atento a las señales de saciedad que te envía tu cuerpo. La otra es que conviertas cada comida del día en una oportunidad de disfrute, para que le saques el máximo provecho a la experiencia. Estas dos lecciones representan "comer con atención plena".

Comer con atención plena significa vivir el presente. Tomar tiempo para saborear cada bocado y disfrutar cada momento, maximizando el placer. Degustar la comida con todos tus sentidos. Extasiarte con su aroma, textura y apariencia. Cobrar conciencia de todos los pasos que envuelve la alimentación, desde la compra y preparación de alimentos, hasta acomodar los platos en la mesa y servir la comida.[27]

Cuando comas con atención plena, esmérate en proveer un ambiente agradable. Asegúrate que la mesa esté recogida, ordenada. Pon un mantel bonito, unas flores fragantes, una música suave. Evita distraerte con el televisor o el periódico. Convierte cada comida del día en un ritual especial.

Además, haz de las comidas un punto de encuentro con tus seres queridos. Reunirnos frente a la mesa compartiendo los alimentos es una buena oportunidad para interactuar con tu familia y amigos. Aprovéchala. Ten conversaciones amenas. No olvides que el alimento repercute en el plano social y afectivo.

También es importante dar gracias por el alimento que disfrutas y por las manos que lo cosecharon y prepararon. Recuerda que no todos tienen el privilegio de saciar su hambre. La gratitud es una emoción reconfortante que le otorga profundidad al sencillo acto de comer. Cuando das gracias, trasciendes lo material y alcanzas lo espiritual.

Un niño llamado Simón

Para finalizar el tema de la atención plena, te invito a conocer la historia de Simón. Simón es un niño de nueve años que vive con sus padres en una humilde casa ubicada en el filo de una de las montañas que rodean la ciudad de Medellín, en Colombia. En su casa no hay dinero, ni aun para cubrir las necesidades básicas. Estudiar, usar ropa nueva, tener una buena comida y celebrar el cumpleaños con un rico bizcocho son lujos ajenos a Simón.

Para superarse y tener una vida digna, todos los martes en la tarde Simón baja a un centro de asistencia. Allí enseñan a niños pobres oficios en los que podrán trabajar cuando sean adultos. ¿Qué motiva a Simón a bajar desde su humilde hogar? Ser panadero. No cualquier panadero, sino el mejor de ellos.

Un martes de octubre de 1998 vi cómo Simón trabajaba con el panadero que le enseñaba su oficio. Estaban preparando pandebonos. Son panes esponjosos muy apetecidos en Colombia. Están hechos con harina de maíz, huevo, queso y almidón de yuca.

Simón midió cuidadosamente todos los ingredientes, cernió la harina, engrasó los recipientes y preparó la masa junto a su maestro. Después, la dividió en pedacitos del mismo tamaño y formó bolitas perfectas. Acto seguido, puso cada bolita suavemente en los moldes, formando hileras.

Al llevar los moldes al horno, Simón comenzó a contar los minutos: uno, dos, tres… Pasados quince, se paró frente al horno y miró hacia adentro, gritando maravillado: "¡Se están inflando!". Siguió observando, y lleno de emoción, le dijo al panadero: "¡Quedaron doraditos, están listos, hicimos magia!".

Ya horneados, el panadero retiró el recipiente y lo dejó un rato enfriándose. Simón se mantuvo atento. El primero que quería probar su obra maestra, o mejor dicho, su acto de magia, era él. Cuando el panadero le ofreció el primer pandebono, en la carita de Simón se dibujó una sonrisa cristalina llena de felicidad. Mordió el pandebono, lo saboreó y lo disfrutó como nunca antes yo había visto a alguien deleitarse con un alimento.

Esa es la clave para comer con atención plena… maravillarte como Simón.

11

∞

RESUMEN DE LA SEGUNDA PARTE

En este capítulo resumiremos el programa para adelgazar. Esto es importante, porque el sobrepeso amenaza seriamente tu salud. Un buen ejemplo es lo que sucede en España, donde cada veinte minutos, una persona muere a causa de una enfermedad provocada por el exceso de peso.[1] Así que toma nota.

Como mencioné anteriormente, si subes o bajas de peso depende de dos cosas. Primero, las calorías que ingieres a través del alimento, y segundo, las que tu cuerpo utiliza, principalmente mediante el ejercicio. Si ingieres más de las que utilizas, generas un excedente de calorías y aumentas de peso. Si utilizas más de las que ingieres, generas un déficit y bajas de peso.

Esto quiere decir que si quieres adelgazar, tienes tres estrategias para escoger. La primera es ingerir menos calorías, la segunda es hacer más ejercicio, y la tercera es combinar las dos anteriores. ¿Cuál es la más efectiva? La tercera. Obtendrás mejores resultados ingiriendo menos calorías y haciendo más ejercicio.

Aunque las calorías son importantes, los alimentos son mucho más que calorías. Es decir, a pesar de que es fundamental controlar la cantidad que ingieres, no puedes dejarte guiar únicamente por ellas al momento de seleccionar el alimento que consumes. La calidad también cuenta.

Compara una manzana mediana con un vaso de refresco de ocho onzas. Ambos tienen aproximadamente noventa y cinco calorías. Como proveen el mismo número, tal vez pienses que da lo mimos escoger uno que otro. ¡Grave error! A pesar de contener las mismas calorías, en términos de calidad son polos opuestos.

Mientras el refresco solo te ofrece calorías vacías, la manzana contiene múltiples nutrientes, incluyendo vitamina C, potasio y variedad de antioxidantes, los cuales evitan el deterioro de tus células. Además, el azúcar natural que trae la manzana viene acompañado de fibra, lo que facilita que tu cuerpo lo absorba lentamente, sin repercutir negativamente en tu organismo. Y como sabes, la fibra te confiere otro beneficio, ¡sacia! Esto quiere decir que después de comerte la manzana te sentirás satisfecho más tiempo, propiciando que comas menos y facilitando que al final del día ingieras menos calorías.

A pesar de tener el mismo número de calorías, puede ocurrir que un alimento facilite la pérdida de peso más que otro. Más aún, puede que uno proteja la salud y el otro atente contra ella. Es el caso de la manzana y el refresco. Los refrescos están vinculados a mayor riesgo de diabetes.[2] Sin embargo, la manzana disminuye la posibilidad de un infarto.[3] En resumen, si quieres adelgazar sanamente, tienes que alimentarte bien, prestándole atención a la calidad de la comida.

En cuanto al ejercicio, ya viste que cuando lo combinamos con ingerir menos calorías es tu aliado incondicional para bajar de peso, y te brinda un sinfín de otros beneficios, incluyendo menor riesgo de enfermedades crónicas.[4] Hacer ejercicio treinta minutos al día es el mínimo sugerido. El objetivo debe ser incrementar escalonadamente esa cantidad hasta llegar a una hora.

La mente también es esencial. Controla tus impulsos, desarrolla el optimismo, cultiva la esperanza y persevera frente a la adversidad. Además, disfruta del acto de comer, valora el momento presente y saborea el alimento integral que te ofrece la naturaleza. Y no olvides escuchar tu cuerpo, respetando sus señales de hambre y saciedad.

Ahora que has repasado los componentes del programa para adelgazar, es momento de ponerlo en práctica. ¿Cuál es la mejor forma de hacerlo? Mediante un diario. A través del diario, podrás integrar todos los componentes del programa y diseñar un plan que te permita alcanzar tus objetivos. El diario es la brújula que te mantendrá en el rumbo correcto y te permitirá hacer ajustes si te desvías del camino. A continuación, verás la forma de implementarlo.

Las buenas intenciones no son suficientes

Como atestiguan las innumerables resoluciones de año nuevo que nunca llegan a feliz término, la mera intención de hacer algo no es suficiente. Es necesario ir más allá. Tienes que diseñar un plan específico para alcanzar tu meta.[5] El plan te permitirá implementar las estrategias que convertirán tu sueño en realidad.[6] ¿Cómo comenzar?

Adquiere un diario. Puede ser tan sencillo como una libreta en blanco. Una vez lo tengas, el primer paso para establecer el plan de acción es trazarte una meta específica y vislumbrar los beneficios que obtendrás al alcanzarla. Por ejemplo, imagínate que necesitas adelgazar veinte libras.

Escribe tu peso actual y la meta en el diario. A continuación, anota las ventajas que cosecharás cuando obtengas lo que te propones. Estos beneficios pueden incluir verte mejor, sentirte más liviano, y sobretodo, prevenir enfermedades y añadirle años a tu vida, de forma que tengas más tiempo para cumplir tus sueños y compartir momentos valiosos con tus seres queridos. Tener claras estas ventajas te ayudará a mantener tu mente enfocada y evitar distracciones.

Una vez identificas la meta y plasmas en tu diario las ventajas que obtendrás al alcanzarla, el segundo paso es apuntar tu objetivo a corto plazo. Los objetivos a corto plazo son los que poco a poco nos acercan a la meta. Un objetivo realista puede ser adelgazar dos libras semanales, hasta llegar a las veinte libras anheladas. De esta forma, en poco más de dos meses celebrarás que le ganaste la batalla a la báscula.

El tercer paso es identificar las estrategias que utilizarás para conseguir tus objetivos. En capítulos previos encontraste múltiples estrategias para adelgazar. Vamos a suponer que decides comenzar con tres de ellas: sustituir todas las bebidas calóricas por agua; intercambiar comida chatarra por frutas y vegetales; y hacer ejercicio.

Sustituir todas las bebidas calóricas por agua te permitirá disminuir fácilmente el consumo calórico. Como el agua es cero calorías, en un abrir y cerrar de ojos te quitarás de encima todas las que contienen los refrescos, los jugos endulzados y las bebidas alcohólicas.

Intercambiar la comida chatarra por frutas y vegetales frescos será otra forma sana de disminuir la ingesta de calorías. Contrario a la comida ultra-procesada, las frutas y vegetales son ricos en nutrientes y pobres en calorías. Al intercambiar unos por otros, reducirás las calorías a la vez que aumentarás los antioxidantes y la fibra.

Realizar ejercicio ocasionará que quemes más calorías, propiciando el déficit energético que buscas. Al combinarlo con las otras dos estrategias, atacarás el sobrepeso por dos ángulos diferentes. Además, será una magnífica manera de combatir el estrés, lo que fortalecerá tu determinación y autocontrol.

Una vez seleccionas las estrategias, las escribes en el diario y continúas con el cuarto paso: elaborar un plan detallado que te permita implantar cada una de ellas. Mientras más concreto sea el plan, mejor.[7] Por ejemplo, en el caso de las bebidas calóricas, puedes proponerte llevar una botella de agua al trabajo y eliminar de la lista de compras del supermercado los refrescos, los jugos comerciales de frutas y los licores.

En el caso del intercambio de la comida chatarra por frutas y vegetales, puedes reemplazar las meriendas poco saludables que acostumbras tener cuando llegas del trabajo por la fruta fresca de tu predilección. Además, puedes asegurarte de tener a mano suficientes para la semana.

En cuanto al ejercicio, el plan puede ser tan sencillo como levantarte más temprano para caminar treinta minutos, o si se te hace más fácil, hacerlo cuando llegas del trabajo, después de merendar tu fruta favorita. El plan puede incluir utilizar más las escaleras en lugar del ascensor y aprovechar cada oportunidad que se te presente para aumentar la actividad física.

Lo importante es que adaptes el plan a tu realidad. Hecho esto, apuntas todo detalladamente y sigues adelante. El quinto y último paso es identificar, para cada una de las estrategias, los obstáculos que pueden presentarse y la manera de responder a ellos, de forma que puedas superarlos.[8] Esto es fundamental, ya que te ayuda a planificar con antelación, evitando sorpresas que te descarrilen.

Veamos el caso de la estrategia de sustituir las bebidas calóricas por agua. Supón que tienes que ir a un cumpleaños el fin de semana. Como sabes que va a representar un reto a tu aspiración de tomar agua, imaginas qué obstáculo te puede surgir y cuál es la mejor forma de responder. A continuación, escribes en el diario tanto el obstáculo como la solución.

Por ejemplo, apuntas en el diario, "si en el cumpleaños me ofrecen refresco, voy a escoger agua". Has identificado un obstáculo (que en el cumpleaños te ofrezcan refresco), y a la vez has ideado un mecanismo para superarlo (escoger agua). De ocurrir la situación, estarás preparado para afrontarla. Cuando te ofrezcan refresco en el cumpleaños, automáticamente vendrá a tu mente la palabra ¡agua! De esta forma, será más fácil superar el desafío. Haces lo mismo con las otras dos estrategias y lo anotas en el diario.

Ya con metas definidas, objetivos establecidos, estrategias trazadas, planes elaborados y obstáculos identificados, es cuestión de ponerte manos a la obra y hacerlo lo mejor posible. Además, es importante evaluar semanalmente cómo funcionó el plan y qué resultados obtuviste, de forma que de ser necesario, puedas hacer los ajustes correspondientes.

Un mecanismo imprescindible para evaluar el plan y darle continuidad es pesarte semanalmente y apuntarlo en el diario, de forma que sepas cuán encaminado estás en conseguir tu propósito. También es conveniente anotar diariamente todo lo que comes y el ejercicio que haces, para que puedas identificar cuán bien pones en práctica las estrategias y qué ajustes tienes que realizar.

Tener un plan de acción detallado es la herramienta esencial para fortalecer tu autocontrol y obtener tus objetivos. Establecer pasos concretos para alcanzar tu meta hace la diferencia entre meras ilusiones y resultados tangibles.

Cuatro preguntas fundamentales

A continuación, verás cuatro preguntas esenciales que resumen el programa para adelgazar y contestan las interrogantes más comunes, de forma que tengas una visión completa de los fundamentos en los que se apoya la dieta. Comencemos.

Primero, ¿cuánto comer? Lo suficiente para quedar satisfecho sin caer en excesos. No comas con los ojos y evita las porciones excesivas, así mantendrás la ingesta de calorías bajo control. Una forma de implantar esta recomendación es evitar servirte la comida en platos y envases grandes. Otra forma es llenando la mitad del plato de ensalada en el almuerzo y la cena, ya que así desplazas alimentos más calóricos. Para añadir sabor, puedes aderezar la ensalada livianamente con una vinagreta que contenga aceite de oliva extra virgen. Una vez sacies el hambre, escucha tu cuerpo y para de comer. Recuerda que la clave es la moderación.

Segundo, ¿qué comer? Alimentos reales. Me refiero a los alimentos integrales naturales que nos han acompañado desde la más remota antigüedad. Frutas, hortalizas, legumbres, semillas, tubérculos, frutos secos, cereales integrales, yogur natural, miel, pescado y cantidades moderadas de carne, preferiblemente de animales que no hayan sido criados en granjas industriales.

Tercero, ¿cómo comer? Con atención plena. Evitando distracciones, saboreando el alimento y dando gracias por las comidas que disfrutas. Es decir, otorgándole a la comida el valor que se merece.

RESUMEN DE LA SEGUNDA PARTE • 197

Además, comiendo despacio y prestándole atención a las señales internas de saciedad que envía tu cuerpo.

Cuarto, ¿cuándo comer? No tarde en la noche. Lo aconsejable es enfatizar el desayuno y convertir la cena en una comida liviana no entrada la noche. Lo ideal, una de las batidas que se encuentran al final del libro. Es posible que hayas experimentado lo incómodo que es acostarte a dormir con el estómago lleno. Una cena voluminosa antes de acostarte atenta contra la digestión e interfiere con el sueño. No haces bien ni lo uno ni lo otro. Evita esa costumbre, más aún cuando darle prioridad al desayuno sobre la cena promueve mayor pérdida de peso.

Esa fue la conclusión de un interesante estudio que investigó el efecto que tiene el horario de las comidas en la pérdida de peso. Se analizaron dos dietas. Lo único que las diferenciaba era la hora en que se ingerían los alimentos. En una de las dietas la comida principal era el desayuno y las más liviana la cena. En la otra se invirtieron las cosas, ya que la comida más ligera del día era el desayuno y la más fuerte la cena. La dieta que enfatizaba el desayuno y disminuía la cena fue más efectiva para adelgazar y achicar la cintura, ¡a pesar de que ambas tenían el mismo número de calorías![9]

Esto quiere decir que además de vigilar las calorías y la calidad del alimento, también hay que estar alertas al horario de las comidas. ¿Qué explica esto? Resulta que nuestro cuerpo posee unos relojes biológicos internos que están sincronizados con los ritmos del día y la noche. Estos relojes regulan cómo respondemos a los alimentos. Dependiendo la hora en que comamos, la respuesta será diferente. Si comemos de día, el mecanismo funcionará bien, ya que somos criaturas diurnas por naturaleza, pero si lo hacemos de noche, los relojes se desprogramarán. Al desprogramarse, se trastocará el funcionamiento de diversas hormonas que interactúan con la digestión y el apetito.[10]

Por eso, enfatiza el desayuno y mantén la cena liviana, haciendo honor al refrán que propone: "Desayuna como un rey, almuerza como un príncipe y cena como un mendigo". Si se te hace difícil poner en vigor esta sugerencia, por alguna actividad social que se presente, haz excepciones. Los fines de semana, por ejemplo, puedes relajar la recomendación.

Para concluir, no olvides algo. Evita los esfuerzos heroicos. Algunas personas pretenden quitarse en dos semanas el peso que acumularon en dos décadas. Se meten en "dietas milagro" que por sus innumerables restricciones son imposibles de seguir a largo plazo, y cuando las finalizan, luego de torturarse en el proceso, eventualmente vuelven a subir de peso. Esto los frustra y desmotiva. No hagas eso. Mejor adapta a tu realidad el programa que te propongo.

Fija tus metas y alcánzalas poco a poco. Hazlo sin prisa, pero con tenacidad y voluntad. Recuerda la carrera que escenifica la antigua fábula de la liebre y la tortuga, donde al final la tortuga le ganó a la liebre. Lo importante no es ir rápido como la liebre, sino emular la constancia y perseverancia de la tortuga.

12

CONCLUSIÓN

Todo certificado de defunción incluye una causa de muerte. En Estados Unidos, hasta 1990, las tres primeras causas fueron las enfermedades del corazón, el cáncer y los derrames cerebrales. Pero a partir de 1993, todo cambió. Un estudio reveló que en realidad las tres principales causas de muerte eran el cigarrillo, la mala alimentación combinada con falta de ejercicio y el consumo excesivo de alcohol. Estas fueron las verdaderas causas, las que provocaron las enfermedades registradas en los certificados.[1]

Las cifras que acompañaron el estudio fueron estremecedoras. De acuerdo a la investigación, casi la mitad de los decesos que se produjeron en Estados Unidos en 1990 se debieron a malos hábitos de vida. Esto representa casi un millón de muertes prematuras. Para ponerlo en perspectiva, hablamos de un número de muertes equivalente a las que causarían cinco bombas atómicas como la de Hiroshima. Es una calamidad.

Una década después, ya en el siglo veintiuno, se repitió el estudio. Los resultados fueron similares. Sin embargo, en esta ocasión, hubo un aumento en las muertes producto de la mala alimentación y el sedentarismo, al punto que amenazaban desbancar al cigarrillo como el principal homicida. El incremento de muertes en esta categoría refleja la magnitud de la epidemia de sobrepeso y obesidad.[2]

Más recientemente, la Organización Mundial de la Salud alertó que de las casi cuarenta millones de muertes que ocurrieron en el mundo en 2012 a consecuencia de enfermedades crónicas, dieciséis millones fueron prematuras. Es decir, se pudieron haber evitado eliminando el cigarrillo, el exceso de alcohol, la inactividad física y las dietas poco saludables.[3]

Es impactante saber que lo que provoca gran parte de las más mortíferas enfermedades son hábitos de vida equivocados. Es triste conocer que muchas personas se matan a sí mismas cuando fuman, ingieren comida chatarra, no se ejercitan o beben excesivamente. Al así hacerlo, crean el ambiente propicio para morir de un ataque al corazón, diabetes o cáncer. Sin embargo, hay esperanza. Estos comportamientos son modificables. Se pueden alterar. Se pueden sustituir por conductas saludables.

Estas conductas saludables equivalen a un potente fármaco que previene, y muchas veces revierte, las enfermedades. Actúan como un medicamento eficaz, que ofrece sus beneficios sin efectos secundarios que perjudican la salud. Es por estas cualidades que recientemente se acuñó el término "medicina de estilo de vida",[4] para referirse a la protección que brindan los buenos hábitos de conducta. Este enfoque terapéutico basado en el comportamiento de las personas tiene un gran poder curativo, porque ataca la raíz de las enfermedades de la civilización: la mala alimentación, la inactividad física y las conductas autodestructivas.

No es nada nuevo. Hipócrates, el padre de la medicina, postulaba hace más de dos mil años que las enfermedades no eran un castigo divino que sobreviene por la ira de los dioses, sino consecuencia de malos hábitos de vida que incluyen dieta y ejercicio.[5] Fiel a esta visión, este libro enumeró las herramientas que necesitas para no morir prematuramente y evitar formar parte del alarmante escenario que acabas de ver. Uno por uno identificó los hábitos que necesitas implantar para añadirle años a tu vida, incluyendo no fumar, moderar el consumo de sal, no beber excesivamente, incrementar la actividad física y tener una dieta basada en alimentos integrales naturales provenientes de plantas.

La dieta flexitariana está basada en estos alimentos. Se caracteriza por disminuir los de origen animal y aumentar los de origen vegetal, sin llegar al vegetarianismo. Es una opción que provee los beneficios de los alimentos que provienen de plantas, sin tener que eliminar la carne, los huevos o los lácteos. Después de todo, hay tres razones que justifican incorporar un poco de carne a la dieta. Primero, no hace daño. Al igual que hace la mediterránea, dietas tradicionales como la de Okinawa en Japón incorporan pequeñas cantidades de carne sin perjudicar la salud. Segundo, la carne aporta nutrientes. Es una buena fuente de proteína y provee vitamina B12, la cual solo está disponible en alimentos de origen animal. Tercero, le añade variedad a la dieta.

La clave, por tanto, no es excluir la carne, sino disminuir su consumo. Es un concepto que forma parte de la tradición culinaria de muchas culturas alrededor del mundo, las cuales se distinguen por su buena salud. Es por eso que la dieta flexitariana incorpora un enfoque práctico que representa lo mejor de dos mundos: las ventajas del vegetarianismo... ¡sin renunciar al placer de la carne!

Además de una dieta basada en plantas, la otra clave de una alimentación saludable es la eliminación de los productos ultra-procesados. La comida chatarra es la culpable de la degeneración de la dieta. Encontrarle algún beneficio es tarea de genios. ¿Qué bueno puede decirse de productos elaborados a base de grasas "trans" artificiales, carbohidratos refinados y carnes procesadas, los cuales se distinguen por su alto contenido de calorías y su bajo aporte de nutrientes, sin pasar por alto que generalmente tienen mucha sal y poca fibra? Ah, ¡y no olvidemos las copiosas cantidades de azúcar y endulzantes industriales que suelen tener, más los colorantes, aditivos y preservativos que se les suelen añadir! Tal vez en una cápsula espacial donde no existen otras opciones tengan algún uso, pero en la mesa que compartes con tu familia torpedean tu salud y la de las personas que amas.

Si después de leer este libro, erradicas la comida chatarra de tu vida y la llenas de variedad de alimentos integrales naturales provenientes de plantas, habrás obtenido algo muy valioso para ti y tus seres queridos: salud. Esta estrategia cuenta con amplio apoyo científico. Una reciente revisión de dietas llevada a cabo por investigadores de la Universidad de Yale, concluyó que las basadas en plantas promueven la salud.[6]

Otra ventaja de la dieta flexitariana es que cuida el planeta, porque genera menos gases de efecto invernadero. Además, al eliminar los productos ultra-procesados, atenúa aún más el daño ecológico, debido a que producir, empacar, transportar y almacenar esta mercancía consume muchos recursos y energía. Es decir, los productos mega-procesados no solo enferman a las personas, también deterioran el ambiente.

Por eso elige alimentos frescos, preferiblemente locales. Los productos enlatados o congelados consumen más recursos y generan mayor cantidad de gases contaminantes, sobre todo si se transportan largas distancias. En cuanto a la carne y los lácteos, en la medida que puedas, consúmelos de animales que no hayan sido víctimas de la crianza industrial, ya que tienen una composición nutricional más saludable y causan menor impacto ambiental. Lo mismo ocurre con los alimentos orgánicos. Se ha demostrado que las frutas y vegetales cultivados ecológicamente tienen mayor cantidad de nutrientes y menor cantidad de residuos de pesticidas que los que no lo son. También contaminan menos.[7]

Lo anterior demuestra que el bienestar de las personas y la salud del planeta están íntimamente compenetrados. No podemos desconectarnos de los lazos que nos unen a la naturaleza. Al contrario, tenemos que patrocinar una dieta sustentable, capaz de alimentar sanamente a la población mundial actual sin poner en riesgo el porvenir de generaciones futuras. Por eso, no debe sorprenderte que lo que beneficia tu salud… ¡también favorece la ecología y el futuro de la humanidad!

Por eso la dieta flexitariana está destinada a ganar adeptos. Es un enfoque holístico que integra una sana alimentación con un entorno ambiental equilibrado. En este sentido, hace honor al significado original de la palabra "dieta", término derivado del vocablo griego *díaita,* que significa "régimen de vida".[8] Es decir, más que una dieta pasajera desconectada de nuestra realidad, representa una forma sensata de alimentarnos en el diario vivir.

Hemos recorrido un largo trecho. Al comienzo del libro, mencionamos un asesino que mata a millones de personas anualmente. Lo desenmascaramos y le pusimos nombre y apellido. Te dijimos que se llama sobrepeso y obesidad. Te alertamos de sus diferentes formas de matar. Además, identificamos sus orígenes, de dónde provino y qué lo causó. Finalmente, tienes la solución: la dieta flexitariana.

Implántala y disfrútala. Es una manera de reconectarte con el alimento y de redescubrir su magia. Una forma de experimentar nuevas combinaciones de sabores. Una fórmula que armoniza bienestar y placer. Su fin primordial es proteger tu salud, uno de tus grandes tesoros. Cuida y valora ese tesoro, porque de él depende tu vida. Por eso, nos despedimos recordando las palabras del filósofo Arturo Schopenhauer, quien dijo: "La salud no lo es todo, pero sin ella todo lo demás es nada".

APÉNDICE

RECETAS

Aunque este no es un libro de cocina, he incorporado un puñado de recetas para facilitar que pongas en práctica la dieta. Estas recetas son sencillas, sabrosas y tienen un efecto beneficioso en la salud. Usa tazas y cucharas medidoras para asegurarte de usar las cantidades correctas. ¡Que las disfrutes!

BATIDAS

Las tres batidas que se encuentran a continuación incorporan probióticos, antioxidantes y fibra. Como te mencioné en los capítulos siete y once, las puedes sustituir por la cena algunos días de la semana, en cuyo caso asegúrate de tener un desayuno y almuerzo completos.

Batida de Arándanos Azules ("Blueberries")

- Una taza de arándanos azules (las puedes sustituir por fresas o frambuesas, o por cualquier combinación de bayas)
- Un guineo mediano
- Media taza de yogur natural orgánico
- Una cucharada de miel

Licua todos los ingredientes.

Batida de Mantequilla de Maní

- Dos cucharadas de mantequilla de maní (las puedes sustituir por mantequilla de almendras)
- Un guineo mediano
- Media taza de yogur natural orgánico
- Una cucharada de miel

Licua todos los ingredientes.

Batida de Frutas Tropicales

- Taza y media de piña, papaya o mango (o una combinación de estas frutas)
- Un guineo mediano
- Un cuarto de taza de yogur natural orgánico
- Un cuarto de taza de leche de coco
- Una cucharada de miel

Licua todos los ingredientes.

PARFAIT DE FRUTAS Y YOGUR

- Media taza de yogur griego natural orgánico (si no tienes yogur griego, pon el yogur en un colador de malla fina durante una hora para que escurra y espese)
- Una cucharada de miel
- Una taza de fruta fresca picada en pedazos pequeños (puedes combinar fresas, guineo, papaya, mango, kiwis, etc.)
- Dos cucharadas de nueces

1. Combina el yogur con la miel.
2. En un vaso alto transparente, añade la fruta picada, después el yogur y finalmente las nueces.

YOGUR GRIEGO CON MIEL Y NUECES

- Media taza de yogur griego natural orgánico (si no tienes yogur griego, pon el yogur en un colador de malla fina durante una hora para que escurra y espese)
- Una cucharada de miel
- Dos cucharadas de nueces

Echa la miel y las nueces por encima del yogur.

MUESLI DE IGNACIO

El muesli fue descubierto hace un siglo por el doctor Bircher-Benner, durante una caminata por los Alpes suizos. Bircher-Benner se inspiró en la comida de un pastor, que disfrutaba un plato tradicional consumido por generaciones en esa región. Aquí te presento la versión de mi esposo Ignacio, profesor de Yoga y amante de la alimentación saludable, quien con mucha dedicación desarrolló esta receta para nuestro beneficio. La mantequilla de maní o almendra es esencial, ya que añade cremosidad. La preparación también la pueden disfrutar veganos e indudablemente beneficiará tu corazón, gracias a la avena, las almendras y las semillas de linaza.

- Un cuarto de taza rasa de avena de grano entero
- Media taza de agua
- Una cucharada de miel
- Una cucharada de mantequilla de maní o almendra
- Una cucharada de almendras picadas o machacadas
- Un cuarto de cucharadita de semillas de linaza
- Un pizca de sal marina
- Un pizca de nuez moscada
- Canela a gusto
- Opcional: fresas, manzana y/o guineo picado en pequeños pedazos

1. La noche antes de que vayas a consumir la avena, ponla en un envase de cristal junto a las almendras y las semillas de linaza. En otro envase, calienta el agua hasta que hierva. Añádele el agua caliente a la avena y tapa el envase.

2. Por la mañana, calienta la avena (la puedes calentar 40 segundos en el microondas). Agrega la mantequilla de maní o almendra, la pizca de sal marina, la miel, la nuez moscada y revuelve bien. Adorna con la fruta y espolvorea con canela.

AVENA

Esta receta utiliza la técnica tradicional del muesli, al hidratar la avena en agua toda la noche. Así obtienes el beneficio de digerirla más fácil.

- Media taza rasa de avena de grano entero
- Una taza de agua
- Un cuarto de taza de leche
- Dos cucharadas de miel
- Media cucharadita de extracto de vainilla
- Un cuarto de taza de almendras picadas o machacadas
- Media cucharadita de semillas de linaza
- Canela a gusto
- Una pizca de sal marina
- Opcional: manzanas ralladas, guineo y/o fresas picadas

1. La noche antes de que vayas a consumir la avena, ponla en una olla, junto a las almendras y la linaza. Hierve el agua y agrégala a la avena. Tapa y deja reposar toda la noche para que se hidrate la avena.
2. Al otro día, añade a la olla la leche y la sal marina. Hierve a fuego lento por cinco minutos aproximadamente, revolviendo continuamente hasta que espese. Una vez la avena esté cremosa, añade la miel y el extracto de vainilla.
3. Agrega la fruta. Mezcla y espolvorea con canela.

ARROZ INTEGRAL

El arroz integral requiere de más agua y más tiempo de cocción que el blanco para que quede suave. Después de muchos intentos, considero que esta versión, donde se hierve el arroz como si preparásemos pasta, es la que produce mejores resultados.

- Una taza de arroz integral
- Ocho tazas de agua
- Una cucharadita de sal marina

1. En una olla añade el agua y ponla a hervir.
2. Una vez hierva, agrega la cucharadita de sal y el arroz.

Hierve por treinta y cinco minutos, no menos.

3. Apaga la hornilla, escurre el agua y pon la olla de vuelta en la hornilla. Tapa la olla y déjala otros diez minutos, para que el arroz continúe cocinándose con el calor residual que queda en el recipiente.

SOPA DE LENTEJAS INSPIRADA EN LA INDIA

Esta no es la típica sopa de lentejas. Las especias que se utilizan añaden un toque exótico.

- Dos cucharadas de aceite de oliva extra virgen
- Dos tomates picados
- Una cebolla picada
- Dos zanahorias picadas
- Tres dientes de ajo picados
- Una cucharadita y media de comino
- Una cucharadita y media de semilla de cilantro molida ("coriander")
- Media cucharadita de cúrcuma
- Una y un cuarto de taza de lentejas, enjuagadas
- Media taza de vino blanco de cocinar
- Seis tazas de agua
- Dos cucharadas de jugo de lima
- Dos cucharadas de cilantro fresco picado
- Una cucharadita y tres cuartos de sal marina
- Pimienta negra a gusto

1. Calienta el aceite en una olla a temperatura media. Añade la cebolla, las zanahorias picadas, el comino, las semillas de cilantro molidas y la cúrcuma y cocina por tres minutos. Agrega el tomate picado y el ajo y cocina treinta segundos adicionales.
2. Adiciona las lentejas y el vino y cocina otros tres minutos.
3. Vierte el agua. Pon a hervir y disminuye la temperatura a media-baja. Cocina hasta que las lentejas estén tiernas, aproximadamente treinta minutos.
4. Licua una taza de la sopa y ponla de vuelta en la olla, para que la sopa espese. Añade el jugo de lima, el cilantro

picado, la sal y sazona con la pimienta a gusto. La sopa se puede acompañar con arroz integral, bañándola con la salsa de yogur que te enseño a continuación.

SALSA DE YOGUR

- Media taza de yogur natural
- Una cucharada de jugo de limón
- Un diente de ajo triturado
- Un cuarto de cucharadita de sal marina

Mezcla todos los ingredientes y pon a enfriar al menos media hora.

QUINOA

Es un alimento milenario proveniente de los Andes. Rico en proteína vegetal, fibra, vitaminas y minerales. Los Incas consideraban a la quinoa como la madre de todos los granos. La Organización de las Naciones Unidas declaró el 2013 como el "Año internacional del Quinoa" en reconocimiento a los habitantes de los Andes, quienes respetando la naturaleza, han preservado este cereal para el disfrute de las generaciones futuras. Este alimento representa un tesoro para la humanidad, ya que puede ejercer un papel importante en la erradicación del hambre en el mundo.

- Una taza y media de quinoa previamente enjuagada (en algunas marcas la quinoa ya ha sido enjuagada y está lista para ser cocinada, por lo que debes verificar la etiqueta)
- Dos tazas y media de agua
- Un tercio de taza de aceite de oliva extra virgen
- Un cuarto de taza de cilantro, picado fino
- Dos cucharadas de jugo de lima
- Una cucharada de mostaza Dijon
- Un cuarto de taza de pimiento rojo, picado fino
- Dos dientes de ajo, picados finos
- Media cucharadita de comino

- Una cucharada de semillas de linaza
- Tres cuartos de cucharadita de sal marina

1. En la olla, tuesta el quinoa y la linaza por cinco minutos a temperatura media, revolviendo continuamente.
2. Añade el agua, tapa la olla y pon a hervir a fuego lento por quince minutos. Mientras se cocina el quinoa, prepara la vinagreta mezclando en un recipiente el aceite de oliva, el jugo de lima, la mostaza, el ajo y el comino.
3. Remueve el quinoa de la hornilla y destapa. Vierte la vinagreta y la sal. Añade el pimiento y el cilantro picado, combinando todos los ingredientes. Sirve sobre una hoja de lechuga acompañado de ensalada o aguacate.

PESTOS

El pesto es puro mediterráneo al estilo italiano. Aquí tienes dos versiones, la segunda adaptada al continente americano. La salsa toma minutos y no requiere cocción, ya que la preparas en la licuadora. Al combinar aceite de oliva extra virgen con nueces o almendras, obtienes una excelente mezcla de nutrientes y grasas benéficas. Combina el pesto con una libra (454 gramos) de pasta integral y sirve con ensalada. Las recetas rinden para un almuerzo familiar.

Pesto Genovés con Nueces

- Media taza de aceite de oliva extra virgen
- Un cuarto de taza de nueces
- Dos tazas de albahaca fresca
- Dos dientes de ajo
- Media cucharadita de sal marina
- Pimienta negra a gusto
- Queso parmesano rallado, a gusto

Pon los dientes de ajo y las nueces en la licuadora y añade el aceite de oliva, la media cucharadita de sal y la albahaca. Licúa hasta que quede una salsa, añadiendo el aceite de oliva poco a poco. Sazona con la pimienta negra. Mezcla con la pasta y sirve en platos individuales. Añade el queso parmesano encima de las porciones individuales de pasta.

Pesto de Cilantro

- Media taza de aceite de oliva extra virgen
- Un cuarto de taza de almendras picadas
- Dos tazas de cilantro fresco
- Dos dientes de ajo
- Una cucharada de jugo de lima
- Media cucharadita de sal marina
- Pimienta negra a gusto
- Queso parmesano rallado, a gusto

Pon los dientes de ajo, las almendras, la media cucharadita de sal, la pimienta negra, el jugo de lima y el cilantro fresco en la licuadora. Licua hasta que quede una salsa, añadiendo el aceite de oliva poco a poco. Sazona con la pimienta negra. Mezcla con la pasta y sirve en platos individuales. Añade el queso parmesano encima de las porciones individuales de pasta.

PESCADO AL PAPILLOTE

El pescado es una excelente alternativa de proteína y aporta grasas omega 3. Estas grasas cuidan el corazón y el cerebro. La receta rinde para cuatro personas. Puedes reducir la cantidad, según tus necesidades.

- Cuatro filetes de pescado de tamaño promedio
- Una libra (454 gramos) de calabacines, aproximadamente 2 medianos, picados en tiritas
- Media libra (227 gramos) de pimientos rojos, aproximadamente 2 medianos, sin semillas, picados en tiritas
- Dos dientes de ajo, picados finos
- Dos cucharadas de aceite de oliva extra virgen
- Media cucharadita de orégano seco
- Un cuarto de taza de vino blanco
- Un cuarto de albahaca picada
- Sal y pimienta a gusto

1. Corta ocho pedazos de igual tamaño de papel aluminio, lo

suficientemente grandes como para que cubran el pescado cómodamente. Sazona el pescado con sal y pimienta. Combina el pimiento con el aceite y el ajo. Acomoda las tiritas de calabacines en el medio de cuatro de los pedazos de papel aluminio. Échale el vino blanco por encima. Coloca el pescado encima de los calabacines. Añade por encima de los filetes de pescado la mezcla de pimientos. Pon los otros cuatro pedazos de papel aluminio encima de los filetes de pescado y dobla los bordes del papel de forma que queden cuatro paquetes bien sellados.

2. Hornea los cuatro paquetes a 450 grados Fahrenheit (ó 230 centígrados) durante 20 minutos. Abre los paquetes con cuidado para evitar quemarte con el vapor que se encuentra adentro. Con una espátula, desliza el contenido de los paquetes en cada uno de los platos. Agrega por encima la albahaca picada. Decora con gajos de limón por el lado y acompaña con ensalada y papa hervida.

REFERENCIAS

Capítulo Uno

1   Ezzati M. y Riboli E. "Behavioral and dietary risk factors for noncommunicable diseases" [Factores de riesgo dietarios y conductuales en las enfermedades no transmisibles]. *N Engl J Med* 2013;369(10):954-964.

2   Ezzati M. y Riboli E. "Can noncommunicable diseases be prevented? Lessons from studies of populations and individuals" [¿Se pueden prevenir las enfermedades no transmisibles? Lecciones de estudios de poblaciones e individuos]. *Science* 2012;337:1482-1487.

3   Cornier M.A., et al. "Prevention of overweight/obesity as a strategy to optimize cardiovascular health" [Prevención del sobrepeso/obesidad como estrategia para optimizar la salud cardiovascular]. *Circulation* 2011;124:840-850. Véase también: Eckel R.H. y Krauss R.M. "American Heart Association call to action: obesity as a major risk factor for coronary heart disease" [Un llamado a la acción de la Sociedad Americana del Corazón: la obesidad como un factor de riesgo importante en la cardiopatía coronaria]. *Circulation* 1998;97:2099-2100.

4   The Global Burden of Metabolic Risk Factors for Chronic Diseases Collaboration. Lu Y., et al. "Metabolic mediators of the effects of body-mass index, overweight, and obesity on coronary heart disease and stroke: a pooled analysis of 97 prospective cohorts with 1.8 million participants" [Mediadores metabólicos de los efectos del índice de masa corporal, sobrepeso y obesidad en enfermedad coronaria y derrames cerebrales: un análisis combinado de 97 cohortes prospectivos con 1.8 millones de participantes]. *Lancet* 2014;383:970-983.

5   Neter J.E., et al. "Influence of weight reduction on blood pressure: a meta-analysis of randomized controlled trials" [Influencia de la reducción de peso en la presión arterial: un meta-análisis de ensayos clínicos]. *Circulation* 2003;42:878-884.

6   Singh A.K., et al. "Obesity and dyslipidemia" [Obesidad y dislipidemia]. *Int J Biol Med Res* 2011;2(3):824-828.

7   Steiner G. "Implications of the global diabetes epidemic" [Implicaciones de la epidemia global de diabetes]. *Diabetes Vasc Dis Res* 2006;3(supl 1):S2-S5.

8   Salas-Salvado J., et al. "The role of diet in the prevention of type 2 diabetes" [El rol de la dieta en la prevención de la diabetes tipo 2]. *Nutr Metab Cardiovasc Dis* 2011;21:B32-B48.

9   Hu F. "Globalization of diabetes" [La globalización de la diabetes]. *Diabetes Care* 2011;34:1249-1255.

10 Renehan A.G., et al. "Body-mass index and incidence of cancer: a systematic review and meta-analysis of prospective observational studies" [Índice de masa corporal e incidencia de cáncer: una revisión sistemática y meta-análisis de estudios prospectivos observacionales]. *Lancet* 2008;371:569-371.

11   Westley R.L. y May F.E.B. "A twenty-first century cancer epidemic caused by obesity: the involvement of insulin, diabetes, and insulin-like growth factors" [Una epidemia de cáncer en el siglo veintiuno causada por la obesidad: influencia de la insulina, diabetes y factores de crecimiento semejantes a la insulina]. *Int J Endocrinol* 2013;2013:632461.

12   Stevens G.A., et al. "National, regional, and global trends in adult overweight and obesity prevalences" [Tendencias nacionales, regionales y globales en la prevalencia de sobrepeso y obesidad en adultos]. *Popul Health Metr* 2012;10:22.

13   Rtveladze K., et al. "Obesity prevalence in Mexico: impact on health and economic burden" [Prevalencia de obesidad en México: impacto en la salud y carga económica]. *Public Health Nutr* 2014;17(1):233-239.

14   Berrington de González A., et al. "Body-mass index and mortality among 1.46 million white adults" [Índice de masa corporal y mortalidad entre 1.46 millones de adultos blancos]. *N Engl J Med* 2010;363(23):2211-2219.

15   Shen J., Goyal A. y Sperling L. "The emerging epidemic of obesity, diabetes, and the metabolic syndrome in China" [La epidemia emergente de obesidad, diabetes y síndrome metabólico en China]. *Cardiol Res Pract* 2012;2012:178675.

16   Popkin B.M. "The World is Fat" [El mundo está gordo]. *Scientifc American*, septiembre de 2007.

17   De Onis M, Blossner M. y Borhi E. "Global prevalence and trends of overweight and obesity among preschool children" [Prevalencia global y tendencias de sobrepeso y obesidad en niños preescolares]. *Am J Clin Nutr* 2010;92:1257-1264.

18   Copeland K.C., et al. "Management of newly diagnosed type 2 diabetes mellitus (T2DM) in children and adolescents" [Manejo de diabetes tipo 2 recién diagnosticada en niños y adolescentes]. *Pediatrics* 2013;131:364-382.

19   Le J., et al. ""Vascular Age" is advanced in children with atherosclerosis-promoting risk factors" [La "edad vascular" es avanzada en niños con factores de riesgo promotores de la arterioesclerosis]. *Circulation* 2010;3:8-14.

20   Reilly J.J. y Kelly J. "Long-term impact of overweight and obesity in childhood and adolescence on morbidity and premature mortality in adulthood: systematic review" [Impacto a largo plazo del sobrepeso y la obesidad en la niñez y la adolescencia en la morbilidad y muerte prematura en la adultez: una revisión sistemática]. *Int J Obes* 2011;35:891-898.

21   Olshansky S., et al. "A potential decline in life expectancy in the United States in the 21ˢᵗ century" [Un potencial declive en la expectativa de vida en los Estados Unidos en el siglo 21]. *N Engl J Med* 2005;352(11):1138-1137.

22   Abuissa H., O'Keefe H.O. y Cordain L. "Realigning our 21ˢᵗ century diet and lifestyle with our hunter-gatherer genetic identity" [Realineando nuestra dieta y estilo de vida del siglo 21 con nuestra identidad genética de cazadores-recolectores]. *Directions in Psychiatry* 2005;25:SR1-SR10.

23   Eaton S.B., Konner M. y Shostak M. "Stone agers in the fast lane: chronic degenerative diseases in evolutionary perspective" [Cazadores-recolectores en el carril de alta velocidad: enfermedades crónicas degenerativas en una

perspectiva evolutiva]. *Am J Med* 1988;84:739-749.

24   Eaton S.B., Shostak M. y Konner M. *The Paleolithic Prescription* [La Receta Paleolítica] (Harper & Row, 1989).

25   Milton K. "A hypothesis to explain the role of meat-eating in human evolution" [Una hipótesis para explicar el rol de la ingesta de carne en la evolución humana]. *Evolutionary Anthropology* 1999;8(1):11-21.

26   Milton K. "The critical role played by animal source foods in human (Homo) evolution" [El rol crítico jugado por los alimentos de origen animal en la evolución humana (Homo)]. *J Nutr* 2003;133(11 supl 2):3886S-3892S.

27   Eaton S.B., Shostak M. y Konner M. *The Paleolithic Prescription* [La Receta Paleolítica] (Harper & Row, 1989).

28   Goodall J. *Harvest for Hope* [Cosecha para la esperanza] (Wellness Central, 2006), 6.

29   Milton K. "Hunter-gatherer diets-a different perspective" [Cazadores-recolectores-una perspectiva diferente]. *Am J Clin Nutr* 2000;71:665-667.

30   Eaton S.B., Shostak M. y Konner M. *The Paleolithic Prescription* [La Receta Paleolítica] (Harper & Row, 1989).

31   Senter P. "Were australopithecines ape-human intermediates or just apes? A test of both hypotheses using the "Lucy" skeleton" [¿Eran los simios Australopithecus intermediarios de los humanos o simplemente simios? Un examen de ambas hipótesis utilizando el esqueleto de Lucy]. *The American Biology Teacher* 2010;72(2):70-76.

32   Milton K. "Diet and primate evolution" [Dieta y evolución primate]. *Scientific American*, mayo de 2006.

33   Jenkins D.J., et al. "The Garden of Eden: Implications for cardiovascular disease prevention" [El Jardín del Edén: implicaciones para la prevención cardiovascular]. *Asia Pacific J Clin Nutr* 2000;9(supl.):S1-S3.

34   Brand-Miller J., Mann N. y Cordein L. "Paleolithic nutrition: what did our ancestors ate?" [Nutrición paleolítica: ¿de qué se alimentaban nuestros ancestros?]. *Genes to Galaxies*, Anne Green y Adam Selinger (Eds.), The Science Foundation for Physics, Universidad de Sydney, Sydney, Australia, 2009; 28-42.

35   Wrangham R. "The evolution of human nutrition" [La evolución de la nutrición humana]. *Curr Biol* 2013;23(9):R354-R355.

36   Brand-Miller J., Mann N. y Cordein L. "Paleolithic nutrition: what did our ancestors ate?" [Nutrición paleolítica: ¿de qué se alimentaban nuestros ancestros?]. *Genes to Galaxies*, Anne Green y Adam Selinger (Eds.), The Science Foundation for Physics, Universidad de Sydney, Sydney, Australia, 2009;28-42.

37   Konner M. y Eaton B. "Paleolithic nutrition. Twenty-five years later" [Nutrición paleolítica. Veinticinco años después]. *Nutr Clin Prac* 2010; 25(6):594-602. Véase también: Hardy K., et al. "The importance of dietary carbohydrate in human evolution" [La importancia del carbohidrato dietario en la evolución humana]. *Q Rev Biol* 2015;90(3):251-268.

38   Eaton S.B., Shostak M. y Konner M. *The Paleolithic Prescription* [La Receta Paleolítica] (Harper & Row, 1989).

39   Eaton B. y Konner M. "Paleolithic nutrition" [Nutrición paleolítica]. *N Engl J Med* 1985;312:283-289.

40   Eaton S.B., Shostak M. y Konner M. *The Paleolithic Prescription* [La Receta Paleolítica] (Harper & Row, 1989).

41   Eaton B.y Konner M. "Paleolithic nutrition" [Nutrición paleolítica]. *N Engl J Med* 1985;312:283-289.

42   Eaton S.B., Shostak M. y Konner M. *The Paleolithic Prescription* [La Receta Paleolítica] (Harper & Row, 1989). Véase también: Hardy K., et al. "The importance of dietary carbohydrate in human evolution" [La importancia del carbohidrato dietario en la evolución humana]. *Q Rev Biol* 2015;90(3):251-268.

43   Wrangham R. "The evolution of human nutrition" [La evolución de la nutrición humana]. *Curr Biol* 2013;23(9):R354-R355.

44   Cordain L., et al. "Origins and evolution of the Western diet: health implications for the 21st century" [Origen y evolución de la dieta occidental: implicaciones para la salud en el siglo 21]. *Am J Clin Nutr* 2005;81:341-354.

45   Eaton S.B., Shostak M. y Konner M. *The Paleolithic Prescription* [La Receta Paleolítica] (Harper & Row, 1989).

46   Eaton B. y Cordain L. "Evolutionary aspects of diet: old genes, new fuels" [Aspectos evolutivos de la dieta: genes viejos, combustibles nuevos]. *World Rev Nutr Diet* 1997;81:26-37.

47   Abuissa H., O'Keefe H.O. y Cordain L. "Realigning our 21st century diet and lifestyle with our hunter-gatherer genetic identity" [Realineando nuestra dieta y estilo de vida del siglo 21 con nuestra identidad genética de cazadores-recolectores]. *Directions in Psychiatry* 2005;25:SR1-SR10.

48   O'Keefe, J.H., et al. "Exercise like a hunter-gatherer: a prescription for organic physical fitness" [Hacer ejercicio como un cazador-recolector: una receta para ponerse en forma]. *Prog Cardiovasc Dis* 2011;53: 471-479.

49   O'Keefe J.H., et al. "Achieving hunter-gatherer fitness in the 21st century: back to the future" [Alcanzando la salud de un cazador-recolector en el siglo 21: de vuelta al futuro]. *Am J Med* 2010;123(12):1082-1086.

50   O'Keefe J.H. y Cordain L. "Cardiovascular disease resulting from a diet and lifestyle at odds with our Paleolithic genome: how to become a 21st-century hunter-gatherer" [Enfermedad cardiovascular resultante de una dieta y estilo de vida opuesto a nuestro genoma paleolítico: cómo convertirse en un cazador-recolector del siglo 21]. *Mayo Clin Proc* 2004;79:101-108.

51   Abuissa H., O'Keefe H.O. y Cordain L. "Realigning our 21st century diet and lifestyle with our hunter-gatherer genetic identity" [Realineando nuestra dieta y estilo de vida del siglo 21 con nuestra identidad genética de cazadores-recolectores]. *Directions in Psychiatry* 2005; 5:SR1-SR10.

52   Ludwig D. "Technology, diet, and the burden of chronic disease" [Tecnología, dieta y la carga de las enfermedades crónicas]. *JAMA* 2011;305(13):1352-1353.

53   Secco Ellauri O. y Baridón P.D. *Historia Universal . Oriente.* (Editorial Kapelusz, 1972).

54   Cordain L., et al. "Origins and evolution of the Western diet: health implications for the 21st century" [Origen y evolución de la dieta occidental: implicaciones de salud para el siglo 21]. *Am J Clin Nutr* 2005;81:341-354.

55   Malik V.S. y Hu F.B. "Dietary prevention of atherosclerosis: go with whole grains" [Prevención dietaria de la arterioesclerosis: opta por cereales integrales]. *Am J Clin Nutr* 85:1444-1445.

56   Tamime A.Y. "Fermented milks: a historical food with modern applications – a review" [Leches fermentadas: un alimento histórico con aplicaciones modernas – una revisión]. *Eur J Clin Nutr* 2002;56(supl 4):S2-S15.

57   Fisberg M. y Machado R. "History of yogurt and current patterns of consumption" [Historia del yogur y patrones actuales de consumo]. *Nutr Rev* 2015;73(S1):4-7.

58   Savaiano, D.A. "Lactose digestion from yogurt: mechanism and relevance" [Digestión de la lactosa del yogur: mecanismo y relevancia]. *Am J Clin Nutr* 2014;99(supl):1251S-5S.

59   Secco Ellauri O. y Baridón P.D. *Historia Universal . Época Contemporánea.* (Editorial Kapelusz, 1994).

60   Story J.A. y Kritchevsky D. "Denis Parsons Burkitt (1911-1993)". *J Nutr* 1994;124:1551-1554.

61   Burkitt D.P. "The etiological significance of related disease" [La importancia etiológica de enfermedades relacionadas]. *Can Fam. Physician* 1976;2(997):63-71.

62   Burkitt D.P. "Some diseases characteristic of modern Western Civilization" [Algunas enfermedades características de la Civilización Occidental moderna]. *BMJ* 1973;1:274-278.

63   Burkitt D.P. "Relationships between diseases and their etiological significance" [Relación entre enfermedades y su importancia etiológica]. *Am J Clin Nutr* 1977;30:262-267.

64   Burkitt D.P. "Western diseases and their emergence related to diet" [Enfermedades occidentales y su surgimiento relacionado a la dieta]. *S Afr Med J* 1982;61(26):1013-1015.

65   Gross L.S., et al. "Increased consumption of refined carbohydrates and the epidemic of type 2 diabetes in the United States: an ecologic assessment" [Incremento en el consumo de carbohidratos refinados y epidemia de diabetes tipo 2 en los Estados Unidos: una evaluación ecológica]. *Am J Clin Nutr* 79:774-779.

66   He M., et al. "Whole grain, cereal fiber, bran, and germ intake and the risk of all cause and cardiovascular disease specific mortality among women with type 2 diabetes mellitus" [Ingesta de cereal integral, fibra del cereal, salvado y germen y riesgo de mortalidad cardiovascular y por todas las causas entre mujeres con diabetes mellitus tipo 2]. *Circulation* 2010;121:2162-2168. Vease también: Wu H., et al. "Association between dietary whole grain intake

and risk of mortality. Two large prospective studies in US men and women" [Asociación entre la ingesta de granos enteros y el riesgo de mortalidad. Dos grandes estudios prospectivos en hombres y mujeres estadounidenses]. *JAMA Intern Med* 2015;175(3):373-384.

67   Monteiro C.A., et al. "Ultra-processed products are becoming dominant in the global food system" [Productos ultra-procesados están dominando el sistema global de alimentos]. *Obes Rev* 2013;14(supl.):21-28.

68   M. Smilgis. "A British doctor known as the "Bran Man" says a high fiber diet is the key to a long, healthy life" [Un doctor inglés conocido como el "Hombre Salvado" dice que una dieta alta en fibra es la clave para una vida larga y saludable]. *People*, 21 de julio de 1980

69   Slavin J.L. "Position of the American Dietetic Association: health implications of dietary fiber" [Posición de la Asociación Dietética Americana: implicaciones para la salud de la fibra dietaria]. *J Am Diet Assoc* 2008;108(10):1716-1731.

70   Consorcio InterAct. "Dietary fibre and incidence of type 2 diabetes in eight European countries: the EPIC-InterAct Study and a meta-analysis of prospective studies" [Fibra dietaria e incidencia de diabetes tipo 2 en ocho países europeos: el estudio EPIC-InterAct y un meta-análisis de estudios prospectivos]. *Diabetologia* 2015;58:1394-1408.

71   Threapleton D.E., et al. "Dietary fibre intake and risk of cardiovascular disease: systematic review and meta-analysis" [Ingesta de fibra dietaria y riesgo de enfermedad cardiovascular: una revisión sistemática y meta-análisis]. *BMJ* 2013;347:f6879.

72   Aune D, et al. "Dietary fibre, whole grains, and risk of colorectal cancer: systematic review and dose-response meta-analysis of prospective studies" [Fibra dietaria, granos enteros y riesgo de cáncer colorectal: una revisión sistemática y meta-análisis dosis-respuesta de estudios prospectivos]. *BMJ* 2011;343:d6617.

73   Huang T., et al. "Consumption of whole grains and cereal fiber and total and cause-specific mortality: prospective analysis of 367,442 individuals" [Consumo de granos enteros y fibra del cereal y mortalidad total y por todas las causas: análisis prospectivo de 367,442 individuos]. *BMC Med* 2015;13:59.

74   Brand J.C., et al. "Plasma glucose and insulin responses to traditional Pima Indian meals" [Respuestas de la glucosa sanguínea y la respuesta de la insulina a comidas tradicionales de los indios Pima]. *Am J Clin Nutr* 1990;51: 416-420.

75   Knowler W.C., et al. "Obesity in the Pima Indians: its magnitude and relationship with diabetes" [Obesidad en los indios Pima: su magnitud y relación con la diabetes]. *Am J Clin Nutr* 1991;53:1543S-1551S.

76   Boyce V.L. y Swinburn B.A. "The traditional Pima Indian diet" [La dieta tradicional de los indios Pima]. *Diabetes Care* 1993;16(supl 1):369-371.

77   Esparza-Romero J, et al. "Differences in insulin resistance in Mexican and U.S. Pima Indians with normal glucose tolerance" [Diferencias en resistencia a la insulina en indios Pima mexicanos y estadounidenses con tolerancia normal a la glucosa]. *J Clin Endocrinol Metab* 2010;95(11):E358-E362.

78   Schulz, L.O., et al. "Effects of traditional and Western environments on prevalence of type 2 diabetes in Pima Indians in Mexico and the U.S." [Efectos de ambientes tradicionales y occidentales en la prevalencia de diabetes tipo 2 en indios Pima en México y los Estados Unidos]. *Diabetes Care* 2006;29(8):1866-1871.

79   Gracey M. "Historical, cultural, political, and social influences on dietary patterns and nutrition in Australian Aboriginal children" [Influencias históricas, culturales, políticas y sociales en la nutrición y patrones dietarios de niños australianos aborígenes]. *Am J Clin Nutr* 2000;72(supl):1361S-1370S.

80   O'Dea K. "Diabetes in Australian Aborigines: impact of the western diet and life style" [Diabetes en aborígenes australianos: impacto de la dieta y estilo de vida occidental]. *J Intern Med* 1992;232:103-117.

81   O'Dea K. "Marked improvement in carbohydrate and lipid metabolism in diabetic Australian aborigines after temporary reversion to traditional lifestyle" [Marcada mejoría en el metabolismo del carbohidrato y los lípidos en aborígenes diabéticos australianos después de revertir temporeramente a un estilo de vida tradicional]. *Diabetes* 1984;33(6):596-603.

82   Swinburn B.A. "Obesity prevention: the role of policies, laws and regulations" [Prevención de obesidad: el rol de las políticas, las leyes y las regulaciones]. *Aust New Zealand Health Polic* 2008;5:12.

Capítulo Dos

1   Secco Ellauri O. y Baridón P.D. *Historia Universal. Grecia.* (Editorial Kapelusz, 1994), 52.

2   Sofi F., et al. "Accruing evidence on benefits of adherence to the Mediterranean diet on health: an updated systematic review and meta-analysis" [Acumulación de evidencia de los beneficios de la dieta mediterránea en la salud: una revisión sistemática y meta-análisis actualizados]. *Am J Clin Nutr* 2010;92(5):1189-1196.

3   Hu F.B. "The Mediterranean diet and mortality – Olive oil and beyond" [La dieta Mediterránea y la mortalidad – El aceite de oliva y más allá]. *N Engl J Med* 2003;348(26):2595-2596.

4   Simopoulos A.P. "The Mediterranean diets: what is so special about the diet of Greece? The scientific evidence" [La dieta mediterránea: ¿qué es lo que hace tan especial a la dieta de Grecia? La evidencia científica]. *J Nutr* 2001;131(11 supl):3065S-3073S.

5   Renaud S., et al. "Cretan Mediterranean diet for prevention of coronary heart disease" [Dieta mediterránea cretense para la prevención de la enfermedad coronaria]. *Am J Clin Nutr* 1995;61(supl):1360S-1370S.

6   Estruch R., et al. "Primary prevention of cardiovascular disease with a Mediterranean diet" [Prevención primaria de enfermedad cardiovascular con dieta mediterránea]. *N Engl J Med* 2013;368(14):1279-1290.

7   Salas-Salvado J., et al. "Prevention of diabetes with Mediterranean diets. A subgroup analysis of a randomized trial" [Prevención de diabetes con dietas mediterráneas. Un análisis de subgrupo de un ensayo clínico]. *Ann Intern Med*

2014;160(1):1-10.

8   Trichopoulou A., et al. "Adherence to a Mediterranean diet and survival in a Greek population" [Adherencia a la dieta mediterránea y supervivencia en una población Griega]. *N Engl J Med* 2003;348(26):2599-2608. Véase también: Trichopoulou A., et al. "Definitions and potential health benefits of the Mediterranean diet: views from experts around the world" [Definiciones y beneficios potenciales en la salud de la dieta mediterránea: puntos de vista de expertos alrededor del mundo]. *BMC Med* 2014;12:112. Véase además: Willett, W.C., et al. "Mediterranean diet pyramid: a cultural model for healthy eating" [Pirámide de la dieta mediterránea: un modelo cultural para comer saludable]. *Am J Clin Nutr* 1995;61(supl):1402S-1406S.

9   Keys A. "Mediterranean diet and public health: personal reflections" [Dieta mediterránea y salud pública: reflecciones personales]. *Am J Clin Nutr* 1995;61(supl):1321S-1323S.

10   Flail G.J. "Why "Flexitarian" was a word of the year: carno-phallogocentrism and the lexicon of vegetable-based diets" [Por qué "flexitariano" fue una palabra del año: carno-falogocentrismo y el léxico de las dietas basadas en vegetales]. *International Journal of Humanities and Social Science* 2011;1(12):83-92.

11   Fraser G.E. "Vegetarian diets: what do we know of their effects on common chronic diseases?" [Dietas vegetarianas: ¿qué sabemos de sus efectos en las enfermedades crónicas comunes?]. *Am J Clin Nutr* 2009;89(supl):1607S-1612S.

12   Craig W.J. y Mangels A.R.; American Dietetic Association. "Position of the American Dietetic Association: vegetarian diets" [Posición de la Asociación Dietética Americana: dietas vegetarianas]. *J Am Diet Assoc* 2009;109(7):1266-1282.

13   Craig W.J. "Health effects of vegan diets" [Efectos en la salud de las dietas veganas]. *Am J Clin Nutr* 2009;89(supl):1627S-1633S.

14   Campbell T.C. y Campbell II T.M. *The China Study* [El Estudio de China] (Dallas: BenBella Books, 2006).

15   Sherwell P. "Bill Clinton's new diet: nothing but beans, vegetables and fruit to combat heart disease" [La nueva dieta de Bill Clinton: nada más que legumbres, vegetales y fruta para combatir la enfermedad del corazón]. *The Telegraph*, 3 de octubre de 2010.

16   Campbell T.C., Parpia B. y Chen J. "Diet, lifestyle, and the etiology of coronary artery disease: the Cornell China Study" [Dieta, estilo de vida y la etiología de la enfermedad coronaria arterial: el estudio Cornell China]. *Am J Cardiol* 1988;82(10B):18T-21T.

17   Smith P. "The Shangri-La of health food" [La Shangri-La de la comida saludable]. *Smithsonian Magazine*, 30 de abril de 2012. Disponible en: http://www.smithsonianmag.com/arts-culture/the-shangri-la-of-health-food-77334459/ (consultado el 7 de agosto de 2015). Véase también: Wood M. "Shangri-La". *BBC*, 17 de febrero de 2011. Disponible en: http://www.bbc.co.uk/history/ancient/cultures/shangri_la_01.shtml (consultado el 7 de agosto de 2015).

18   (No se menciona autor). "Sir Robert McCarrison". *Br Med J* 1960;1(5186):1663-1664. Véase también: Editorial. "Longevity in Hunza land" [Longevidad en la tierra de los Hunza]. *JAMA* 1961;175(8):706.

19   Buettner D. "The secrets of longevity" [Los secretos de la longevidad]. *National Geographic*, noviembre de 2005.

20   Fraser G.E. y Shavlik D.J. "Ten years of life: is it a matter of choice?" [Diez años de vida: ¿es cuestión de escoger?]. *Arch Intern Med* 2001;161(13):1645-1652.

21   Willcox D.C., et al. "The Okinawan diet: health implications of a low-calorie, nutrient-dense, antioxidant-rich dietary pattern low in glycemic load" [La dieta de Okinawa: implicaciones para la salud de un patrón dietario bajo en calorías, denso en nutrientes, rico en antioxidantes y bajo en carga glicémica]. *J Am Coll Nutr* 2009;28 (supl):500S-516S.

22   Buettner D. *The Blue Zones* [Las Zonas Azules] (National Geographic, 2008), 62-63.

23   Appel L.J. "Dietary patterns and longevity: expanding the Blue Zones" [Patrones dietarios y longevidad: expandiendo las Zonas Azules]. *Circulation* 2008;118:214-215. Véase también: Chrysohoou C. y Stefanadis C. "Longevity and diet: myth or pragmatism?" [Dieta y longevidad: ¿mito o pragmatismo?]. *Maturitas* 2013;76(4)303-307.

24   Hu F.B. "Plant-based foods and prevention of cardiovascular disease: an overview" [Alimentos basados en plantas y prevención de enfermedad cardiovascular: un resumen]. *Am J Clin Nutr* 2003;78(supl):544S-551S. Véase también: Ornish D. "Mostly plants" [Mayormente plantas]. *Am J Cardiol* 2009;104(7):957-958.

25   Singh P.N., Sabaté J. y Fraser G.E. "Does low meat consumption increase life expectancy in humans?" [¿Incrementa la expectativa de vida en los humanos el bajo consumo de carne?]. *Am J Clin Nutr* 2003;8(supl):526S-532S.

26   Tuso P.J., et al. "Nutritional update for physicians: plant-based diets" [Actualización nutricional para los doctores: dietas basadas en plantas]. *Perm J* 2013;17(2):61-66. Véase también: Mishra B.N. "Secret of eternal youth; teaching from the centenarian hot spots ("Blue Zones")" [Secreto de la eterna juventud; enseñanza de los puntos calientes centenarios ("Zonas Azules")]. *Indian J Community Med* 2009;34(4):273-275.

27   Ford E.S., et al. "Healthy living is the best revenge. Findings from the European Prospective Investigation Into Cancer and Nutrition-Potsdam Study" [Vivir saludable es la mejor venganza. Hallazgos de la Investigación Prospectiva Europea de Cáncer y Nutrición-Potsdam]. *Arch Intern Med* 2009;169(15):1355-1362.

28   Pollan M. *In Defense of Food* [El Detective en el Supermercado] (Penguin Books, 2009), 95-100.

29   Robinson J. "Pasture perfect" [Pastura perfecta]. *Mother Earth News,* abril/mayo de 2002, 47-51.

30   Pollan M. "Power steer" [Novillo potente]. *The New York Times Magazine,* 31 de

marzo de 2002.

31   Daley C.A., et al. "A review of fatty acid profiles and antioxidant content in grass-fed and grain-fed beef" [Una revisión de los perfiles de los ácidos grasos de la carne producida con pasto y de la carne producida con granos]. *Nutr J* 2010;9:10.

32   Pollan M. *In Defense of Food* [El Detective en el Supermercado] (Penguin Books, 2009), 146.

33   Bray G.A., Nielsen S.J. y Popkin B.M. "Consumption of high-fructose corn syrup in beverages may play a role in the epidemic of obesity" [El consumo de jarabe de maíz alto en fructosa en las bebidas puede jugar un rol en la epidemia de obesidad]. *Am J Clin Nutr* 2004;79:537-543.

34   Weeratunga P., et al. "Per capita sugar consumption and prevalence of diabetes mellitus – global and regional associations" [Consumo per capita de azúcar y prevalencia de diabetes mellitus – asociaciones globales y regionales]. *BMC Public Health* 2014;14:186.

35   Yang Q., et al. "Added sugar intake and cardiovascular diseases mortality among US adults" [Ingesta de azúcares añadidos y mortalidad por enfermedades cardiovasculares en adultos estadounidenses]. *JAMA Intern Med* 2014;174(4):516-524.

36   Willett W.C. "The dietary pyramid: does the foundation need repair?" [La pirámide alimentaria: ¿necesita repararse la base?]. *Am J Clin Nutr* 1998;68(2):218-219.

37   Mozaffarian D., et al. "Trans fatty acids and cardiovascular disease" [Ácidos grasos trans y enfermedad cardiovascular]. *N Engl J Med* 2006;354(15):1601-1613.

38   Micha R., et al. "Processing of meats and cardiovascular risk: time to focus on preservatives" [Procesamiento de carnes y riesgo cardiovascular: momento de enfocarse en los preservativos]. *BMC Med* 2013;11:136.

39   Monteiro C.A. "Nutrition and health. The issue is not food, nor nutrients, so much as processing" [El problema no es el alimento, ni los nutrientes, tanto como el procesamiento]. *Public Health Nutr* 2009;12(5):729-731.

40   Monteiro C.A. "The big issue is ultra-processing" [El gran problema es el ultra-procesamiento]. *World Nutrition* 2010;1(6):237-269.

41   Fisberg M. y Machado R. "History of yogurt and current patterns of consumption" [Historia del yogur y patrones actuales de consumo]. *Nutr Rev* 2015;73(S1):4-7.

42   Holsinger V.H., Rajkowski K.T. y Stabel J.R. "Milk pasteurization and safety: a brief history and update" [Pasteurización e inocuidad de la leche: breve repaso histórico y situación actual]. *Rev Sci Tech* 1997;16(2):441-451.

43   Aratani L. "School lunches over time" [Almuerzos escolares a lo largo del tiempo]. *The Washington Post*, 21 de mayo de 2008.

44   Seidenberg C. "Do you know how much sugar is in your ketchup?" [¿Sabes cuanta azúcar hay en tu ketchup?]. *The Washington Post*, 2 de junio de 2015.

45   Baron J.H. "Sailor's scurvy before and after James Lind – a reassessment" [Escorbuto en los marineros antes y después de James Lind – una revaluación]. *Nutr Rev* 2009;67(6):315-332.

46   Jacobs D.R. y Tapsell L.C. "Food, not nutrients, is the fundamental unit in nutrition" [Los alimentos, no los nutrientes, son la unidad fundamental en la nutrición]. *Nutr Rev* 2007;65(10):439-450.

47   John J.H., et al. "Effects of fruit and vegetable consumption on plasma antioxidant concentrations and blood pressure: a randomised controlled trial" [Efectos del consumo de frutas y vegetales en las concentraciones de antioxidantes plasmático y la presión arterial: un ensayo clínico aleatorizado]. *Lancet* 2002;359(9322):1969-1974. Véase también: Appel L.J., et al. "A clinical trial of the effects of dietary patterns on blood pressure. DASH Collaborative Research Group" [Un ensayo clínico de los efectos de patrones dietarios en la presión arterial. Grupo de Investigación Colaborativa DASH]. *N Engl J Med* 1997;336(16):1117-1124. Véase además: Mente A., et al. "Association of urinary sodium and potassium excretion with blood pressure" [Asociación de la excreción de sodio y potasio urinario con la presión arterial]. *N Engl J Med* 2014;371(7): 601-611.

48   Jacobs D.R., Gross M.D. y Tapsell L.C. "Food synergy: an operational concept for understanding nutrition" [Sinergía del alimento: un concepto operacional para entender la nutrición]. *Am J Clin Nutr* 2009;89(supl):1543S-1548S. Vease también: Jacobs D.R. y Orlich M.J. "Diet pattern and longevity: do simple rules suffice? A commentary" [Patrón dietario y longevidad: ¿son suficientes las reglas sencillas? Un comentario]. *Am J Clin Nutr* 2014;100(supl):313S-319S.

49   Liu R.H. "Health benefits of fruit and vegetables are from additive and synergistic ccombinations of phytochemicals" [Los beneficios para la salud de las frutas y vegetales provienen de combinaciones aditivas y sinérgicas de fitoquímicos]. *Am J Clin Nutr* 2003;78(supl):517S-520S.

50   Mozaffarian D., Ludwig D.S. "Dietary guidelines in the 21st century-a time for food" [Guías alimentarias en el siglo 21-llegó el momento del alimento]. *JAMA* 2010;304(6):681-682.

51   Whitehead A., et al. "Cholesterol-lowering effects of oat -glucan: a meta-analysis of randomized controlled trials" [Efectos del beta-glucano de la avena en la disminución del colesterol: un meta-análisis de ensayos clínicos aleatorizados]. *Am J Clin Nutr* 2014;100:1413-1421.

52   Bao Y., et al. "Association of nut consumption with total and cause-specific mortality" [Asociación entre el consumo de frutos secos de cáscara dura con mortalidad total y por causas específicas]. *N Engl J Med* 2013;369(21):2001-2011.

53   Ibarrola-Jurado N., et al. "Cross-sectional assessment of nut consumption and obesity, metabolic syndrome and other cardiometabolic risk factors: the PREDIMED Study" [Evaluación cros-seccional del consumo de frutos secos de cáscara dura y la obesidad, el síndrome metabólico y factores de riesgo cardiometabólicos: el estudio PREDIMED]. *PLoS One* 2013;8(2):e57367.

54   Hodgson J.M., Hsu-Hage B. y Wahlqvist M.L. "Dietary diversity and health

[Diversidad dietaria y salud]. *Am J Clin Nutr* 1994;59(4):950.

Capítulo Tres

1   Keys A. "Atherosclerosis: a problem in newer public health" [Arteriosclerosis: un problema de la salud pública reciente]. *J Mt Sinai Hosp N Y* 1953;20(2):118-139.

2   Henry Blackburn. "The diet-lipid-heart disease hypothesis in capsule" [La hipótesis dieta-lípido-enfermedad del corazón en una cápsula]. *Heart Attack Prevention. A History of Cardiovascular Disease Epidemiology*. Disponible en: http://www.epi.umn.edu/cvdepi/essay/the-diet-lipid-heart-disease-hypothesis-in-capsule/ (consultado el 30 de julio de 2015).

3   Keys A. "Atherosclerosis: a problem in newer public health" [Arteriosclerosis: un problema de la salud pública reciente]. *J Mt Sinai Hosp N Y* 1953;20(2):118-139.

4   Henry Blackburn. "Early informal cross-cultural studies" [Estudios informales iniciales crosculturales]. *Heart Attack Prevention. A History of Cardiovascular Disease Epidemiology*. Disponible en: http://www.epi.umn.edu/cvdepi/essay/early-informal-cross-cultural-studies/ (consultado el 30 de julio de 2015).

5   Nestle M. "Mediterranean diets: historical and research overview" [Dietas mediterráneas: resumen histórico e investigativo]. *Am J Clin Nutr* 1995;61(supl):1313S-1320S.

6   Keys A., et al. "Effects of diet on blood lipids in man" [Efectos de la dieta en los lípidos del hombre]. *Clin Chem* 1955;1(1):34-52.

7   Nestle M. "Mediterranean diets: historical and research overview" [Dietas mediterráneas: resumen histórico e investigativo]. *Am J Clin Nutr* 1995; 61(supl):1313S-1320S. Véase también: Keys A. "Mediterranean diet and public health: personal reflections" [Dieta mediterránea y salud pública: reflecciones personales]. *Am J Clin Nutr* 1995;61(supl):1321s-1323S.

8   Carmena R. "Ancel Keys (1904-2004)". *Rev Esp Cardiol* 2005;58(3):318-319.

9   Keys A. "Atherosclerosis: a problem in newer public health" [Arteriosclerosis: un problema de la salud pública reciente]. *J Mt Sinai Hosp N Y* 1953;20(2):118-139.

10   *Ibid.*

11   Lieb C.W. "The effects of an exclusive, long-continued meat diet" [Los efectos de una dieta exclusiva y continua de carne]. *JAMA* 1926;87(1):25-26. Véase también: (No se menciona autor). "Vilhjamur Stefansson, (1879-1962)". *Heart Attack Prevention. A History of Cardiovascular Disease Epidemiology*. Disponible en: http://www.epi.umn.edu/cvdepi/bio-sketch/stefansson-vilhjalmur/ (consultado el 30 de julio de 2015).

12   De Caterina R. "n-3 Fatty acids in cardiovascular disease" [Ácidos grasos n-3 en la enfermedad cardiovascular]. *N Engl J Med* 2011;364(25):2439-2448.

13   Connor W.E. "n-3 Fatty acids from fish and fish oil: panacea or nostrum?" [Ácidos grasos n-3 del pescado y del aceite de pescado: ¿panacea o remedio inefectivo?]. *Am J Clin Nutr* 2001;74:415-416.

14   Bang H.O., Dyerberg J. y Sinclair H.M. "The composition of the Eskimo food in north western Greenland" [La composición de la dieta esquimal en Groenlandia noroccidental]. *Am J Clin Nutr* 1980;33:2657-2661.

15   Leaf A. "Historical overview of n-3 fatty acids and coronary heart disease" [Resumen histórico de los ácidos grasos n-3 y la enfermedad coronaria]. *Am J Clin Nutr* 2008;87(supl):1978S-1980S.

16   Hu F.B. "Diet and lifestyle influences on risk of coronary heart disease" [Las influencias de la dieta y el estilo de vida en el riesgo de enfermedad coronaria]. *Curr Atheroclr Rep* 2009;11(4):257-263.

17   Taubes G. "The soft science of dietary fat" [La débil ciencia de la grasa dietaria]. *Science* 2001;291:2536-2545.

18   Kromhout D., et al. "Food consumption patterns in the 1960s in seven countries" [Patrones de consumo de alimentos en la década de 1960 en siete países]. *Am J Clin Nutr* 1989;49:889-894.

19   Hu F.B., Manson J.E. y Willett W.C. "Types of dietary fat and risk of coronary heart disease: a critical review" [Tipos de grasa dietaria y riesgo de enfermedad coronaria: una revisión crítica]. *J Am Coll Nutr* 2001;20(1):5-19.

20   *Ibid.*

21   Willett W.C. "Diet and health: what should we eat?"[Dieta y salud: ¿qué deberíamos comer?]. *Science* 1994; 264:532-537.

22   Nestle M. "Mediterranean diets: historical and research overview" [Dietas mediterráneas: resumen histórico e investigativo]. *Am J Clin Nutr* 1995;61(supl):1313S-1320S.

23   Willett W.C. y Stampfer M.J. "Rebuilding the food pyramid" [Reconstruyendo la pirámide alimentaria]. *Sci Am* 2003;288(1):64-71.

24   Schwingshackl L. y Hoffmann G. "Monounsaturated fatty acids, olive oil and health status: a systematic review and meta-analysis of cohort studies" [Ácidos grasos monoinsaturados, aceite de oliva y condición de salud: una revisión sistemática y meta-análisis de estudios de cohorte]. *Lipids Health Dis* 2014;13:154.

25   Kromhout D. "On the waves of the Seven Countries Study" [Sobre la ola del Estudio de los Siete Países]. *Eur Heart J* 1999;20(11):796-802.

26   Sofi F., et al. "Accruing evidence on benefits of adherence to the Mediterranean diet on health: an updated systematic review and meta-analysis" [Acumulación de evidencia de los beneficios en la salud de la adherencia a la dieta mediterránea: una revisión sistemática y meta análisis actualizado]. *Am J Clin Nutr* 2010;92:1189-1196.

27   Malhotra A. "Saturated fat is not he major issue" [La grasa saturada no es el problema principal]. *BMJ* 2013;347:f6340.

28   Siri-Tarino P.W., et al. "Meta-analisis of prospective cohort studies evaluating the association of saturated fat with cardiovascular disease" [Meta-análisis de estudios prospectivos de cohorte evaluando la asociación entre la grasa saturada y la enfermedad cardiovascular]. *Am J Clin Nutr* 2010;91:535-546.

29   Prior I.A. et al. "Cholesterol, coconuts, and diet on Polynesian atolls: a natural experiment: the Pukapuka and Tokelau Island studies" [Colesterol, cocos y dieta en atolones de la Polinesia: un experimento natural: los estudios de Pukapuka y de la isla de Tokelau]. *Am J Clin Nutr* 1981;34:1552-1561.

30   *Ibid.*

31   Toth P.P. "The "good cholesterol": high-density lipoprotein" [El "cholesterol bueno": lipoproteína de alta densidad]. *Circulation* 2005;111:e89-e91.

32   Hu F.B., Manson J.E. y Willett W.C. "Types of dietary fat and risk of coronary heart disease: a critical review" [Tipos de grasa dietaria y riesgo de enfermedad coronaria: una revisión crítica]. *J Am Coll Nutr* 2001;20(1):5-19.

33   Lawrence G.D. "Dietary fats and health: dietary recommendations in the context of scientific evidence" [Grasas dietarias y salud: recomendaciones alimentarias en el contexto de la evidencia científica]. *Adv Nutr* 2013;4(3):294-302.

34   Hu F.B. y Willett W.C. "Optimal diets for prevention of coronary heart disease" [Dietas óptimas para la prevención de la enfermedad coronaria]. *JAMA* 2002;288(20):2569-2578.

35   DiNicolantonio J.J. y Lucan S.C. "The wrong white crystals: not salt but sugar as aetiological in hypertension and cardiometabolic disease" [Los cristales blancos equivocados: no sal, sino azúcar como factor etiológico en la hipertensión y la enfermedad cardiometabólica]. *Open Heart* 2014;1(1):e000167.

36   Hu F.B. "Are refined carbohydrates worse than saturated fat?" [¿Son los carbohidratos refinados peores que la grasa saturada?]. *Am J Clin Nutr* 2010;91:1541-1542.

37   Micha R. y Mozaffarian D. "Saturated fat and cardiometabolic risk factors, coronary heart disease, stroke, and diabetes: a fresh look at the evidence" [Grasa saturada y factores de riesgo cardiometabólico, enfermedad coronaria, derrame cerebral y diabetes: una mirada reciente a la evidencia]. *Lipids* 2010;45:893-905.

38   de Souza R.J., et al. "Intake of saturated and trans unsaturated fatty acids and risk of all cause mortality, cardiovascular disease, and type 2 diabetes: systematic review and meta-analysis of observational studies" [Ingesta de ácidos grasos saturados y trans insaturados y riesgo de mortalidad por todas las causas, enfermedad cardiovascular y diabetes tipo 2: revisión sistemática y meta-análisis de estudios observacionales]. *BMJ* 2015;351:h3978. Véase también: Li Y., et al. "Saturated fat as compared to unsaturated fats and sources of carbohydrates in relation to risk of coronary heart disease: a prospective cohort study" [Grasa saturada comparada a grasas insaturadas y fuentes de carbohidratos en relación al riesgo de enfermedad coronaria: un estudio prospectivo de cohorte]. *J Am Coll Cardiol* 2015;66(14):1538-1548.

39   Willett W.C. "Diet and health: what should we eat?"[Dieta y salud: ¿qué deberíamos comer?]. *Science* 1994;264:532-537.

40   Mozaffarian D., Aro A. y Willett W.C. "Health effects of trans-fatty acids: experimental and observational evidence" [Efectos en la salud de los ácidos

grasos trans: evidencia experimental y observacional]. *Eur J Clin Nutr* 2009;63(supl 2):S5-S21. Véase también: Schwingshackl L. y Hoffmann G. "Monounsaturated fatty acids, olive oil and health status: a systematic review and meta-analysis of cohort studies" [Ácidos grasos monoinsaturados, aceite de oliva y condición de salud: una revisión sistemática y meta-análisis de estudios de cohorte]. *Lipids Health Dis* 2014;13:154.

41   Willett W.C. "Diet and health: what should we eat?" [Dieta y salud: ¿qué deberíamos comer?]. *Science* 1994;264:532-537.

42   Willett W.C. "Is dietary fat a major determinant of body fat?" [¿Es la grasa dietaria un determinante principal de la grasa corporal?]. *Am J Clin Nutr* 1998;67(supl):556S-562S.

43   Page I.H. et al. "Dietary fat and its relation to heart attacks and strokes" [Grasa dietaria y su relación con los ataques al corazón y los derrames cerebrales]. *Circulation* 1961;23:133-136.

44   Pan A., et al. "-Linolenic acid and risk of cardiovascular disease: a systematic review and meta-analysis" [Ácido alfa-linolénico y riesgo de enfermedad cardiovascular: una revisión sistemática y meta-análisis]. *Am J Clin Nutr* 2012;96:1262-1273.

45   Ros E. "Nuts and novel biomarkers of cardiovascular disease" [Frutos secos de cáscara dura y biomarcadores noveles de enfermedad cardiovascular]. *Am J Clin Nutr* 2009;89(supl):1649S-1656S.

46   Pollan M. *In Defense of Food* [El Detective en el Supermercado] (Penguin Books, 2009), 125.

47   Keys A. "Mediterranean diet and public health: personal reflections" [Dieta mediterránea y salud pública: reflecciones personales]. *Am J Clin Nutr* 1995;61(supl):1321s-1323S. Véase también: Casas-Agustench P., Salas-Huetos A. y Salas-Salvadó J. "Mediterranean nuts: origins, ancient medicinal benefits and symbolism" [Frutos secos de cáscara dura mediterráneos: orígenes, beneficios medicinales provenientes de la antigüedad y simbolismo]. *Public Heralth Nutr* 2011;14(1A):2296-2301.

48   Schwingshackl L. y Hoffmann G. "Monounsaturated fatty acids, olive oil and health status: a systematic review and meta-analysis of cohort studies" [Ácidos grasos monoinsaturados, aceite de oliva y condición de salud: una revisión sistemática y meta-análisis de estudios de cohorte]. *Lipids Health Dis* 2014;13:154.

49   Estruch R, et al. "Primary prevention of cardiovascular disease with a Mediterranean diet" [Prevención primaria de enfermedad cardiovascular con dieta mediterránea]. *N Engl J Med* 2013;368(14):1279-1290.

50   Willett W., et al. "The Mediterranean diet in clinical practice: three experts weigh in" [La dieta mediterránea en la práctica clínica: tres expertos sopesan la evidencia]. *NEJM Journal Watch. CardioExchange Archive*, http://blogs.jwatch.org/cardioexchange/2013/02/28/the-mediterranean-diet-in-clinical-practice-three-experts-weigh-in/ (consultado el primero de agosto de 2015).

51   Howard B.V., et al. "Low-fat dietary pattern and risk of cardiovascular disease:

The Women's Health Initiative randomized controlled dietary modification trial" [Patrón dietario bajo en grasa y riesgo de enfermedad cardiovascular: el ensayo clínico aleatorizado de modificación dietética Iniciativa de Salud de las Mujeres]. *JAMA* 2006;295(6):655-666.

52 Tada N., et al. "Japanese dietary lifestyle and cardiovascular disease" [El estilo de vida dietario japonés y la enfermedad cardiovascular]. *J Atheroscler Thromb* 2011;18:723-734.

53 Willett W.C. y Skerrett P.J. *Eat, Drink, and Be Healthy* [Come, Bebe y Sé Saludable] (Free Press, 2001), 99-100.

54 Wu H., et al. "Association between dietary whole grain intake and risk of mortality. Two large prospective studies in US men and women" [Asociación entre la ingesta de grano entero dietario y riesgo de mortalidad. Dos grandes estudios prospectivos de hombres y mujeres estadounidenses]. *JAMA Intern Med* 2015;175(3):373-384.

55 He M. "Whole-grain, cereal fiber, bran, and germ intake and the risks of all-cause and cardiovascular disease-specific mortality among women with type 2 diabetes mellitus" [Ingesta de grano entero, fibra del cereal, salvado y germen y riesgos de mortalidad cardiovascular y por todas las causas en mujeres con diabetes mellitus tipo 2]. *Circulation* 2010;121:2162-2168.

56 Hu F.B. "Are refined carbohydrates worse than saturated fat?" [¿Son los carbohidratos refinados peores que la grasa saturada?]. *Am J Clin Nutr* 2010;91:1541-1542.

57 Wood P.A. *How Fat Works* [Cómo funciona la grasa] (Harvard University Press, 2009), 148-151. Véase también: Ludwig D.S. "The glycemic index. Physiological mechanisms relating to obesity, diabetes, and cardiovascular disease" [El índice glicémico. Mecanismos fisiológicos relacionados a la obesidad, la diabetes y la enfermedad cardiovascular]. *JAMA* 2002;287(18):2414-2423.

58 *Ibid.*

59 Slavin J.L. "Position of the American Dietetic Association: health implications of dietary fiber" [Posición de la Asociación Dietética Americana: implicaciones para la salud de la fibra dietaria]. *J Am Diet Assoc* 2008;108(10):1716-1731.

60 Stevens G.A., et al. "National, regional, and global trends in adult overweight and obesity prevalences" [Tendencias nacionales, regionales y globales en las prevalencias de sobrepeso y obesidad en adultos]. *Popul Health Metr* 2012;10(1):22.

61 Swinburn B., Sacks G. y Ravussin E. "Increased food energy supply is more than sufficient to explain the US epidemic of obesity" [El incremento en la oferta de energía proveniente del alimento es más que suficiente para explicar la epidemia de obesidad en los Estados Unidos]. *Am J Clin Nutr* 2009;90(6):1453-1456.

62 Church T.S., et al. "Trends over 5 decades in U.S. occupation-related physical activity and their associations with obesity" [Tendencias durante cinco décadas en la actividad física ocupacional en los Estados Unidos y su asociación con la obesidad]. *PLoS One* 2011;6(5):e19657.

63   Pijl H. "Obesity: evolution of a symptom of affluence" [Obesidad: evolución de un síntoma de la abundancia]. *Neth J Med* 2011;69(4):159-166.

64   Willett W.C. "The great fat debate: total fat and health" [El gran debate de la grasa: grasa total y salud]. *J Am Diet Assoc* 2011; 111(5):660-662. Véase también: Jacobs D.R. y Orlich M.J. "Diet pattern and longevity: do simple rules suffice? A commentary" [Patrón dietario y longevidad: ¿son suficientes las reglas sencillas? Un comentario]. *Am J Clin Nutr* 2014;100(supl):313S-319S.

65   Hu F.B. "Diet and cardiovascular disease prevention. The need for a paradigm shift." [Dieta y prevención de enfermedad cardiovascular. La necesidad de un cambio de paradigma]. *J Am Coll Cardiol* 2007;50(1):22-24.

66   Hu F.B., Manson J.E. y Willett W.C. "Types of dietary fat and risk of coronary heart disease: a critical review" [Tipos de grasa dietaria y riesgo de enfermedad coronaria: una revisión crítica]. *J Am Coll Nutr* 2001;20(1):5-19.

67   Taubes G. "What if it's all been a big fat lie?" [¿Y qué si todo ha sido una gran mentira grasosa?]. *The New York Times*, 7 de julio de 2002.

68   Grossman L. "Persons of the year 2002. Dr. Robert Atkins." [Personas del año 2002. Dr. Robert Atkins]. *Time*, 22 de diciembre de 2002.

69   Westman E.C, Stephen D. Phinney y Jeff S. Volek. *The New Atkins for a New You* [La Nueva Dieta de Atkins] (Fireside, 2010), 35.

70   Foster G.D., et al. "A randomized trial of a low-carbohydrate diet for obesity" [Un ensayo clínico aleatorizado de una dieta baja en carbohidrato para la obesidad]. *N Engl J Med* 2003; 348(21):2082-2090. Véase también: Stern L., et al. "The Effects of Low-Carbohydrate versus Conventional Weight Loss Diets in Severely Obese Adults: One-Year Follow-up of a Randomized Trial" [Los efectos de una dieta baja en carbohidratos en comparación a una dieta convencional de pérdida de peso en adultos severamente obesos: un año de seguimiento de un ensayo clínico]. *Ann Intern Med* 2004;140(10):778-785.

71   Gardner C.D., et al. "Comparison of the Atkins, Zone, Ornish, and LEARN diets for change in weight and related risk factors among overweight premenopausal women. The A to Z Weight Loss Study: A Randomized Trial" [Comparación de las dietas Atkins, Zona, Ornish y LEARN para modificación de peso y factores de riesgo relacionados en mujeres premenopáusicas con sobrepeso. El estudio de pérdida de peso de la A a la Z: un ensayo clínico aleatorizado]. *JAMA* 2007;297(9):969-977.

72   Paddon-Jones D., et al. "Protein, weight management, and satiety" [Proteína, manejo de peso y saciedad]. *Am J Clin Nutr* 2008;87(supl):1558S-1561S.

73   Fung T.T., et al. "Low-carbohydrate diets and cause-specific mortality: two cohort studies" [Dietas bajas en carbohidratos y mortalidad por causa específica: dos estudios de cohorte]. *Ann Intern Med* 2010;153(5):289-298.

74   Ramsden, C.E., et al. "Dietary fat quality and coronary heart disease prevention: a unified theory based on evolutionary, historical, global and modern perspectives" [Calidad de la grasa dietaria y prevención de la enfermedad coronaria: una teoría unificada basada en perspectivas evolutivas, históricas, globales y modernas]. *Curr Treat Options Cardiovasc Med* 2009;11(4):289-301.

75   Mozaffarian D., Aro A. y Willett W.C. "Health effects of trans-fatty acids: experimental and observational evidence" [Efectos en la salud de los ácidos grasos trans: evidencia experimental y observacional]. *Eur J Clin Nutr* 2009;63(supl 2):S5-S21.

76   Willett W.C. y Ascherio A. "Trans fatty acids: are the effects only marginal?" [Ácidos grasos trans: ¿son los efectos solo marginales?]. *Am J Public Health* 1994;84(5):722-724. Véase también: Teicholz N. "Nuggets of death" [Nuggets de la muerte]. *The New York Times*, 16 de abril de 2006.

77   Mozaffarian D., et al. "Trans fatty acids and cardiovascular disease" [Ácidos grasos trans y enfermedad cardiovascular]. *N Engl J Med* 2006;354(15):1601-1613.

78   *Ibid.*

Capítulo Cuatro

1   Carpenter K.J. "A short history of nutritional science: part 2 (1885-1912) [Una corta historia de la ciencia nutricional: parte 2 (1885-1912)]. *J Nutr* 2003;133(4):975-984.

2   Anand K.P., Anand A. y Kashyap A.S. "Christiaan Eijkman (1858-1930)". *J Assoc Physicians India* 2015; 63:85. Véase también: Hardy A. "Beriberi, white rice, and vitamin B: a disease, a cause, and a cure" [Beriberi, arroz blanco y vitamina B: una enfermedad, una causa y una cura (reseña)]. *N Engl J Med* 2000;343(8):588.

3   Anand K.P., Anand A. y Kashyap A.S. "Christiaan Eijkman (1858-1930)". *J Assoc Physicians India* 2015;63:85.

4   Carpenter K.J. y Sutherland B. "Eijkman's contribution to the discovery of vitamins" [La contribución de Eijkman al descubrimiento de las vitaminas]. *J Nutr* 1994;152(2):155-163.

5   Verhoef J., Snippe H. y Nottet H.S. "Christiaan Eijkman. First bacteriologist at Utrecht University, Nobel laureate for his work on vitamins" [Christiaan Eijkman. Primer bacteriólogo en la Universidad de Utrecht, laureado con el Premio Nobel por su trabajo acerca de las vitaminas]. *FEMS Immunol Med Microbiol* 1999;26:185-187.

6   Carpenter K.J. "A short history of nutritional science: part 2 (1885-1912) [Una corta historia de la ciencia nutricional: parte 2 (1885-1912)]. *J Nutr* 2003;133(4):975-984.

7   Carpenter K.J. y Sutherland B. "Eijkman's contribution to the discovery of vitamins" [La contribución de Eijkman al descubrimiento de las vitaminas]. *J Nutr* 1994;152(2):155-163.

8   Nobelprize.org. "Christiaan Eijkman, beriberi and vitamin B1" [Christiaan Eijkman, beriberi y vitamina B1]. *Nobelprize.org*. Disponible en: http://www.nobelprize.org/educational/medicine/vitamin_b1/eijkman.html (accesado el 4 de agosto de 2015).

9   Carpenter K.J. "A short history of nutritional science: part 2 (1885-1912) [Una corta historia de la ciencia nutricional: parte 2 (1885-1912)]. *J Nutr* 2003;133(4):975-984.

10   Verhoef J, Snippe H. y Nottet H.S. "Christiaan Eijkman. First bacteriologist at Utrecht University, Nobel laureate for his work on vitamins" [Christiaan Eijkman. Primer bacteriólogo en la Universidad de Utrecht, laureado con el Premio Nobel por su trabajo acerca de las vitaminas]. *FEMS Immunol Med Microbiol* 1999;26:185-187.

11   Carpenter K.J. "A short history of nutritional science: part 2 (1885-1912) [Una corta historia de la ciencia nutricional: parte 2 (1885-1912)]. *J Nutr* 2003;133(4):975-984.

12   Nobelprize.org. "Christiaan Eijkman, beriberi and vitamin B1" [Christiaan Eijkman, beriberi y vitamina B1]. *Nobelprize.org.* Disponible en: http://www.nobelprize.org/educational/medicine/vitamin_b1/eijkman.html (consultado el 4 de agosto de 2015).

13   *Ibid*

14   Merritt C. y Tan S.Y. "Christiaan Eijkm (1858-1930). "The vicar of vitamins" [Christiaan Eijkm (1858-1930). El vicario de las vitaminas]. *Singapore Med J* 2011;52(9):652653.

15   Carpenter K.J. "A short history of nutritional science: part 2 (1885-1912) [Una corta historia de la ciencia nutricional: parte 2 (1885-1912)]. *J Nutr* 2003;133(4):975-984.

16   Nobelprize.org. "Christiaan Eijkman, beriberi and vitamin B1" [Christiaan Eijkman, beriberi y vitamina B1]. *Nobelprize.org.* Disponible en: http://www.nobelprize.org/educational/medicine/vitamin_b1/eijkman.html (consultado el 4 de agosto de 2015).

17   *Ibid.*

18   Morabia A. "Joseph Goldberger's research on the prevention of pellagra" [La investigación de Joseph Goldberger en la prevención de la pelagra].*J R Soc Med* 2008;101(11):566-568.

19   Rajakumar K. "Pellagra in the United States: a historical perspective" [Pelagra en los Estados Unidos: una perspectiva histórica]. *South Med J* 2000;93(3):272-277.

20   *Ibid.*

21   Morabia A. "Joseph Goldberger's research on the prevention of pellagra" [La investigación de Joseph Goldberger en la prevención de la pelagra].*J R Soc Med* 2008;101(11):566-568.

22   Elmore J.G. y Feinstein A.R. "Joseph Goldberger: an unsung hero of American clinical epidemiology" [Joseph Goldberger: un héroe olvidado de la epidemiología clínica americana]. *Ann Intern Med* 1994;121(5):372-375.

23   Bollet A.J. "Politics and pellagra: the epidemic of pellagra in the U.S. in the early twentieth century" [Política y pelagra: la epidemia de pelagra en los Estados Unidos a principios del siglo veinte]. *Yale J Biol Med* 1992;65(3):211-221.

24   Pollan M. *In Defense of Food* [El Detective en el Supermercado] (Penguin Books, 2009), 107-109.

25   Bollet A.J. "Politics and pellagra: the epidemic of pellagra in the U.S. in the early twentieth century" [Política y pelagra: la epidemia de pelagra en los Estados Unidos a principios del siglo veinte]. *Yale J Biol Med* 1992;65(3):211-221. Véase también: Sydenstricker V.P. "The history of pellagra, its recognition as a disorder of nutrition and its conquest" [La historia de la pelagra, su identificación como una enfermedad relacionada a la nutrición y su conquista]. *Am J Clin Nutr* 1958;6(4):409-414.

26   Rajakumar K. "Pellagra in the United States: a historical perspective" [Pelagra en los Estados Unidos: una perspectiva histórica]. *South Med J* 2000;93(3):272-277.

27   Gross L.S., Ford E.S. y Liu S. "Increased consumption of refined carbohydrates and the epidemic of type 2 diabetes in the United States: an ecologic assessment" [Incremento en el consumo de carbohidratos refinados y la epidemia de diabetes tipo 2 en los Estados Unidos: una evaluación ecológica]. *Am J Clin Nutr* 2004;79(5):774-779.

28   Bray G.A., Nielsen S.J. y Popkin B.M. "Consumption of high-fructose corn syrup in beverages may play a role in the epidemic of obesity" [El consumo de jarabe de maíz alto en fructosa puede jugar un rol en la epidemia de obesidad]. *Am J Clin Nutr* 2004;79(4):537-543.

29   Anderson J.W. "Whole grains and coronary heart disease: the whole kernel of truth" [Granos enteros y enfermedad coronaria: toda la esencia de la verdad]. *Am J Clin Nutr* 2004;80(6):1459-1460.

30   He M., et al. "Whole-grain, cereal fiber, bran, and germ intake and the risks of all-cause and cardiovascular disease-specific mortality among women with type 2 diabetes mellitus" [Ingesta del grano entero, de la fibra del cereal, del salvado y el embrión y riesgos de mortalidad cardiovascular y por todas las causas en mujeres con diabetes mellitus tipo 2]. *Circulation* 2010;121:2162-2168.

31   Gross L.S., Ford E.S. y Liu S. "Increased consumption of refined carbohydrates and the epidemic of type 2 diabetes in the United States: an ecologic assessment" [Incremento en el consumo de carbohidratos refinados y la epidemia de diabetes tipo 2 en los Estados Unidos: una evaluación ecológica]. *Am J Clin Nutr* 2004;79(5):774-779.

32   de Munter J.S., et al. "Whole grain, bran, and germ intake and risk of type 2 diabetes: a prospective cohort study and systematic review" [Ingesta de grano entero, salvado y embrión y riesgo de diabetes tipo 2: un estudio prospectivo de cohorte y una revisión sistemática]. *PLoS Med* 2007;4(8):e261.

33   Hu E. A., et al. "White rice consumption and risk of type 2 diabetes: meta-analysis and systematic review" [Consumo de arroz blanco y riesgo de diabetes tipo 2: meta-análisis y revisión sistemática]. *BMJ* 2012;344:e1454.

34   Hu F.B. "Diet and cardiovascular disease prevention" [Dieta y prevención de enfermedad cardiovascular]. *J Am Coll Cardiol* 2007;50(1):22-24.

35   Ludwig D.S. "The glycemic index. Physiological mechanisms relating to obesity, diabetes, and cardiovascular disease" [El índice glicémico. Mecanismos fisiológicos relacionados a la obesidad, la diabetes y la enfermedad

cardiovascular]. *JAMA* 2002;287(18):2414-2423.

36 Willett W., Manson J. y Liu S. "Glycemic index, glycemic load, and risk of type 2 diabetes" [Índice glicémico, carga glicémica y riesgo de diabetes tipo 2]. *Am J Clin Nutr* 2002;76(supl):274S-280S.

37 Slavin J. L., et al. "Plausible mechanisms for the protectiveness of whole grains" [Mecanismos plausibles del efecto protector de los granos enteros]. *Am J Clin Nutr* 1999;70(supl):459S-463S.

38 Whitehead A., et al. "Cholesterol-lowering effects of oat-glucan: a meta-analysis of randomized controlled trials" [Efectos del beta-glucano de la avena en la disminución del colesterol: un meta-análisis de ensayos clínicos aleatorizados]. *Am J Clin Nutr* 2014;100(6):1413-1421.

39 McKeown N.M., et al. "Whole-grain intake is favorably associated with metabolic risk factors for type 2 diabetes and cardiovascular disease in the Framingham Offspring Study" [La ingesta de grano entero está asociada favorablemente con factores de riesgo metabólico para la diabetes tipo 2 y la enfermedad cardiovascular en el Estudio Hijos de Framingham]. *Am J Clin Nutr* 2002;76(2):390-398.

40 Aune D., et al. "Dietary fibre, whole grains, and risk of colorectal cancer: systematic review and dose-response meta-analysis of prospective studies" [Fibra dietaria, granos enteros y riesgo de cáncer colorectal: revisión sistemática y meta-análisis dosis-respuesta de estudios prospectivos]. *BMJ* 2011;343:d6617.

41 Slavin J.L., et al. "Plausible mechanisms for the protectiveness of whole grains" [Mecanismos plausibles del efecto protector de los granos enteros]. *Am J Clin Nutr* 1999;70(supl):459S-463S.

42 Ornish D., et al. "Intensive lifestyle changes for reversal of coronary heart disease" [Cambios intensivos en el estilo de vida para revertir la enfermedad coronaria]. *JAMA* 1998;280(23):2001-2017.

43 Ornish D. *The Spectrum: A Scientifically Proven Program to Feel Better, Live Longer, Lose Weight, and Gain Health* [La Gama: un Programa Científicamente Comprobado para Sentirse Mejor, Vivir Más, Perder Peso y Ganar Salud] (Ballantine Books, 2007), 45.

44 Westman E.C., Phinney S.D. y Volek J.S. *The New Atkins for a New You* [La Nueva Dieta de Atkins] (Fireside, 2010), 21-23.

45 *Ibid*, 34-35, 54-55. Véase también: Ornish D. *The Spectrum: A Scientifically Proven Program to Feel Better, Live Longer, Lose Weight, and Gain Health* [La Gama: un Programa Científicamente Comprobado para Sentirse Mejor, Vivir Más, Perder Peso y Ganar Salud] (Ballantine Books, 2007), 46-53.

46 Foster G.D. "Weight and metabolic outcomes after 2 years on a low-carbohydrate versus low-fat diet" [Resultados metabólicos y en peso después de dos años de una dieta baja en carbohidratos en comparación a una dieta baja en grasa]. *Ann Intern Med* 2010;153(3):147-157.

47 Slavin J.L. "Position of the American Dietetic Association: health implications of dietary fiber" [Posición de la Asociación Dietética Americana: implicaciones

para la salud de la fibra dietaria]. *J Am Diet Assoc* 2008;108(10):1716-1731.

48   *Ibid.*

49   Aune D., et al. "Dietary fibre, whole grains, and risk of colorectal cancer: systematic review and dose-response meta-analysis of prospective studies" [Fibra dietaria, granos enteros y riesgo de cáncer colorectal: revisión sistemática y meta-análisis dosis-respuesta de estudios prospectivos]. *BMJ* 2011;43:d6617

50   Estruch R., et al. "Primary prevention of cardiovascular disease with a Mediterranean diet" [Prevención primaria de enfermedad cardiovascular con una dieta mediterránea]. *N Engl J Med* 2013;368(14):1279-1290.

51   Yudkin J. "Evolutionary and historical changes in dietary carbohydrates" [Cambios históricos y evolutivos en el carbohidrato dietario] *Am J Clin Nutr* 1967;20(2):108-115.

52   *Ibid.*

53   Prior I.A. et al. "Cholesterol, coconuts, and diet on Polynesian atolls: a natural experiment: the Pukapuka and Tokelau Island studies" [Colesterol, cocos y dieta en atolones de la Polinesia: un experimento natural: los estudios de Pukapuka y de la isla de Tokelau]. *Am J Clin Nutr* 1981;34(8):1552-1561.

54   Yudkin J. *Pure, White, and Deadly* [Pura, blanca y mortal] (Viking Penguin, 1972).

55   Malhotra A. "Saturated fat is not the major issue" [La grasa saturada no es el problema principal]. *BMJ* 2013;347:f6340.

56   Yang Q., et al. "Added sugar intake and cardiovascular diseases mortality among US adults" [Ingesta de azúcar añadido y enfermedades cardiovasculares en adultos estadounidenses]. *JAMA Intern Med* 2014;174(4):514-524. Véase también: Te Morenga L.A., et al. "Dietary sugars and cardiometabolic risk: systematic review and meta-analyses of randomized controlled trials of the effects on blood pressure and lipids" [Azúcares dietarios y riesgo cardiometabólico: revisión sistemática y meta-análisis de ensayos clínicos aleatorizados sobre los efectos en la presión arterial y los lípidos]. *Am J Clin Nutr* 2014;100:65-79.

57   DiNicolantonio J.J. y Lucan S.C. "The wrong white crystals: not salt but sugar as aetiological in hypertension and cardiometabolic disease" [Los cristales blancos equivocados: no sal, sino azúcar como etiológico en la hipertensión y la enfermedad cardiometabólica]. *Open Heart* 2014;1(1):e000167.

58   Basu S., et al. "The relationship of sugar to population-level diabetes prevalence: an econometric analysis of repeated cross-sectional data" [La relación del azúcar con la prevalencia de diabetes a nivel poblacional: un análisis econométrico de datos transversales]. *PLoS One* 2013;8(2):e57873. Véase también: Weeratunga P., et al. "Per capita sugar consumption and prevalence of diabetes mellitus – global and regional associations" [Consumo per cápita de azúcar y prevalencia de diabetes mellitus – asociaciones globales y regionales]. *BMC Public Health* 2014;14:186.

Capítulo Cinco

1   Taylor C.B. y Ho K.J. "Studies on the Masai" [Estudios de los Masai]. *Am J*

Clin Nutr 1971;24(11):1291-1293.

2   Mbalilaki J.A., et al. "Daily energy expenditure and cardiovascular risk in Masai, rural and urban Bantu Tanzanians" [Gasto diario de energía y riesgo cardiovascular en los Masai, y en los Bantu urbanos y rurales de Tanzania]. *Br J Sports Med* 2010;44(2):121-126.

3   Robinson J. "Pasture perfect" [Pastura perfecta]. *Mother Earth News*, abril/mayo de 2002, 47-51.

4   Daley C.A., et al. "A review of fatty acid profiles and antioxidant content in grass-fed and grain-fed beef" [Una revisión del perfil de ácidos grasos y contenido de antioxidantes en la carne producida con pastura y en la producida con granos]. *Nutr J* 2010;9:10.

5   Roosevelt M./Grandview. "The grass-fed revolution" [La revolución de la pastura]. *Time*, 11 de junio de 2006.

6   Franz C.M., et al. "African fermented foods and probiotics" [Alimentos fermentados africanos y probióticos]. *Int J Food Microbiol* 2014;190:84-96.

7   Hepner G., et al. "Hypocholesterolemic effect of yogurt and milk" [Efecto hipocolesterolémico del yogur y la leche]. *Am J Clin Nutr* 1979;32(1):19-24. Véase también: St-Onge M.P., Farnworth E.R. y Jones P.J. "Consumption of fermented and nonfermented dairy products: effects on cholesterol concentrations and metabolism" [Consumo de productos lácteos fermentados y sin fermentar: efectos en las concentraciones de colesterol y el metabolismo]. *Am J Clin Nutr* 2000;71(3):674-681.

8   Adolfsson O., Meydani S.N. y Russell R.M. "Yogurt and gut function" [El yogur y la función intestinal]. *Am J Clin Nutr* 2004;80(2):245-256.

9   Pollan M. *In Defense of Food* [El Detective en el Supermercado] (Penguin Books, 2009), 168.

10   Robinson J. "Pasture perfect" [Pastura perfecta]. *Mother Earth News*, abril/mayo de 2002, 47-51.

11   Bernstein A.M., et al. "Major dietary protein sources and risk of coronary heart disease in women" [Fuentes principales de proteína dietaria y riesgo de enfermedad coronaria en mujeres]. *Ciculation* 2010;122(9):876-883.

12   Pan A., et al. "Red meat consumption and risk of type 2 diabetes: 3 cohorts of US adults and an updated meta-analysis" [Consumo de carne roja y riesgo de diabetes tipo 2: 3 cohortes de adultos estadounidenses y meta-análisis actualizado]. *Am J Clin Nutr* 2011;94(4):1088-1096.

13   Pan A., et al. "Red meat consumption and mortality. Results from 2 prospective cohort studies" [Consumo de carne roja y mortalidad. Resultados de dos estudios prospectivos de cohorte]. *Arch Intern Med* 2012;172(7):555-563.

14   *Ibid.*

15   Rohrmann S., et al. "Meat consumption and mortality – results from the European Prospective Investigation into Cancer and Nutrition" [Consumo de carne y mortalidad – resultados de la Investigación Europea de Cáncer y Nutrición]. *BMC Med* 2013;11:63.

16   Micha R., et al. "Processing of meats and cardiovascular risk: time to focus on preservatives" [Procesamiento de la carne y riesgo cardiovascular: momento para enfocarse en los preservativos]. *BMC Med* 2013;1:136.

17   Willett W.C. y Skerrett P.J. *Eat, Drink, and Be Healthy* [Come, Bebe y Sé Saludable] (Free Press, 2001), 117-118.

18   *Ibid*, 118.

19   Young V.R. y Pellett P.L. "Plant proteins in relation to human protein and amino acid nutrition" [Proteínas de plantas en relación con la nutrición de la proteína humana y los aminoácidos]. *Am J Clin Nutr* 1994;59(supl):1203S-1212S.

20   Academia de Nutricion y Dietetica. "Position of the Academy of Nutrition and Dietetics: vegetarian diets" [Posición de la Academia de Nutrición y Dietética: dietas vegetarianas]. *J Acad Nutr Diet* 2015;115(5):801-810.

21   Wilson C. "Consumption of legumes might be beneficial in type 2 diabetes mellitus" [El consumo de legumbres podría ser beneficioso en la diabetes mellitus tipo 2]. *Nat Rev Endocrinol* 2013;9(1):3.

22   Jefe Seattle. "Carta del Jefe Seattle al presidente de los Estados Unidos". *Ciudad Seva*. Disponible en: http://www.ciudadseva.com/textos/otros/carta_del_jefe_seattle_al_presidente_de_los_estados_unidos.htm (consultado el 7 de agosto de 2015).

23   *Ibid*.

24   Criado M.A. "El hielo de Groenlandia se desvanece". *El País*, 15 de diciembre de 2014.

25   McMichael T., Montgomery H. y Costello A. "Health risks, present and future, from global climate change" [Riesgos a la salud, presentes y futuros, del cambio climático global]. *BMJ* 2012;344:e1359.

26   Ibid. Véase también: Mann M.E. y Gleick P.H. "Climate change and California drought in the 21st century" [Cambio climático y sequía en California en el siglo 21]. *Proc Natl Acad Sci USA* 2015;112(13):3858-3859.

27   McMichael A.J. "Globalization, climate change, and human health" [Globalización, cambio climático y salud humana]. *N Engl J Med* 2013;368(14):1335-1343. Véase también: Costello A., Montgomery H. y Watts N. "Climate change: the challenge for healthcare professionals" [Cambio climático: el reto para los profesionales de la salud]. *BMJ* 2013; 347:f6060. Véase además: Meléndez J. "Mudanza obligada en las islas". *El País*, 5 de agosto de 2014.

28   Costello A., Montgomery H. y Watts N. "Climate change: the challenge for healthcare professionals" [Cambio climático: el reto para los profesionales de la salud]. *BMJ* 2013;347:f6060. Véase también: Garcia C. "El cambio climático causará más huracanes como Katrina en E.E.U.U.". *El País*, 20 de marzo de 2013.

29   IPCC, 2014: Cambio climático 2014: Impactos, adaptación y vulnerabilidad – Resumen para responsables de políticas. Contribución del Grupo de trabajo II al Quinto Informe de Evaluación del Grupo Intergubernamental de Expertos

sobre el Cambio Climático [Field, C.B., V.R. Barros, D.J. Dokken, K.J. Mach, M.D. Mastrandrea, T.E. Bilir, M. Chatterjee, K.L. Ebi, Y.O. Estrada, R.C. Genova, B. Girma, E.S. Kissel, A.N. Levy, S. MacCracken, P.R. Mastrandrea y L.L. White (eds.)]. *Organización Meteorológica Mundial*, Ginebra, Suiza, 34 págs. (en árabe, chino, español, francés, inglés y ruso).

30   Gillis J. "Panel's Warning on Climate Risk: Worst is Yet to Come" [Advertencia del panel en cuanto al cambio climático: lo peor está por venir]. *The New York Times*, 31 de marzo de 2014.

31   Sevillano E.G. "La población del pingüino emperador caerá a la mitad por el cambio climático". *El País*, 30 de junio de 2014.

32   Gillis J. "Climate Efforts Falling Short, U.N. Panel Says" [Se quedan cortos los esfuerzos climáticos, dice panel de las Naciones Unidas]. *The New York Times*, 13 de abril de 2014.

33   Gleick P.H., et al. "Climate change and the integrity of science" [El cambio climático y la integridad de la ciencia]. *Science* 2010;328(5979):689-690.

34   Anderegg W.R., et al. "Expert credibility in climate change" [Credibilidad de los expertos y cambio climático]. *Proc Natl Sci USA 2010*;107(27):12107-12109.

35   Criado M.A. "El consenso científico sobre el origen humano del cambio climático es casi absoluto". *Materia*, 16 de mayo de 2013. Disponible en: http://esmateria.com/2013/05/16/el-consenso-cientifico-sobre-el-origen-humano-del-cambio-climatico-es-casi-absoluto/ (consultado el 10 de agosto de 2015).

36   Cole S. y McCarthy L. "NASA, NOAA find 2014 warmest year in modern record" [La NASA y la NOAA hallan que el 2014 fue el año más caluroso en el registro moderno]. *NASA*, 16 de enero de 2015. Disponible en: http://climate.nasa.gov/news/2221/ (consultado el 7 de agosto de 2015).

37   Tancredi L. "36 premios Nobel exigen actuar contra el cambio climatico". *El País*, 3 de julio de 2015.

38   Papa Francisco. "Carta encíclica Laudato si' sobre el cuidado de la casa común". *La Santa Sede*, 18 de junio de 2015. Disponible en: http://w2.vatican.va/content/francesco/es/encyclicals/documents/papa-francesco_20150524_enciclica-laudato-si.html (consultado el 7 de agosto de 2015).

39   The National Academies. "Understanding and responding to climate change" [Entendiendo y respondiendo al cambio climático]. *The National Academies*, 2008. Disponible en: http://www.nrcs.usda.gov/Internet/FSE_DOCUMENTS/stelprdb1048006.pdf (consultado el 7 de agosto de 2015).

40   *Ibid.*

41   Center for Climate and Energy Solutions. "Climate change 101. Overview" [Cambio climático 101. Resumen]. *Pew Center on Global Climate Change.* enero de 2011. Disponible en: http://www.c2es.org/docUploads/climate101-overview.pdf (consultado el 7 de agosto de 2015).

42   Krisher T. "Toyota sells 1 millionth Prius hybrid in U.S." [Totoya vende el Prius híbrido un millón en los Estados Unidos]. *The Seattle Times*, 6 de abril de 2011.

43   Steinfeld H., Gerber P., Wassenaar T., Castel V., Rosales M. y de Haan C. "La larga sombra del ganado" (Roma: *Organización de las Naciones Unidas para la Agricultura y la Alimentación*, 2009).

44   Marlow H.J., et al. "Diet and the environment: does what you eat matter?" [Dieta y medio ambiente: ¿importa lo que comes?]. *Am J Clin Nutr* 2009;89(supl):1699S-1703S.

45   Boucher D., et al. "The Root of the problem. What's driving tropical deforestation today?" [La raíz del problema. ¿Qué está impulsando la deforestación tropical hoy día?]. *Union of Concerned Scientists*, junio de 2011. Disponible en: http://www.ucsusa.org/sites/default/files/legacy/assets/documents/global_warming/UCS_RootoftheProblem_DriversofDeforestation_FullReport.pdf (consultado el 7 de agosto de 2015).

46   Gussow J.D. "Ecology and vegetarian considerations: does environmental responsibility demand the elimination of livestock?" [Ecología y consideraciones vegetarianas: ¿exige la responsabilidad ambiental la eliminación del ganado?]. *Am J Clin Nutr* 1994;59(supl):1110S-1116S.

47   *Ibid*.

48   Reijnders L. y Soret S. "Quantification of the environmental impact of different dietary protein choices" [Cuantificación del impacto ambiental de diferentes opciones de proteína dietaria]. *Am J Clin Nutr* 2003;78(supl):664S-668S.

49   Clancy K. "Greener pastures. How grass-fed beef and milk contribute to healthy eating" [Pastos más verdes. Cómo la carne de res y la leche producida con pastura contribuyen a comer saludable]. *Union of Concerned Scientists*, marzo de 2006. Disponible en: http://www.ucsusa.org/sites/default/files/legacy/assets/documents/food_and_agriculture/greener-pastures.pdf (consultado el 7 de agosto de 2015).

50   *Ibid*.

51   Pollan M. "Power steer" [Novilla potente]. *The New York Times Magazine*, 31 de marzo de 2002.

52   Clancy K. "Greener pastures. How grass-fed beef and milk contribute to healthy eating" [Pastos más verdes. Cómo la carne de res y la leche producida con pastura contribuyen a comer saludable]. *Union of Concerned Scientists*, marzo de 2006. Disponible en: http://www.ucsusa.org/sites/default/files/legacy/assets/documents/food_and_agriculture/greener-pastures.pdf (consultado el 7 de agosto de 2015).

53   Pollan M. "Power steer" [Novilla potente]. *The New York Times Magazine*, 31 de marzo de 2002.

54   Walker P., et al. "Public health implications of meat production and consumption" [Implicaciones para la salud pública de la producción y el consumo de carne]. *Public Health Nutr* 2005;8(4):348-356.

55   Plumer B. "The FDA is cracking down on antibiotics on farms. Here's what you should know" [La FDA toma medidas contra los antibióticos en las granjas. Esto es lo que debes saber]. *The Washington Post*, 14 de diciembre de 2013.

56   Centers for Disease Control and Prevention (CDC). "Antibiotic resistance

threats in the United States, 2013" [Amenazas de la resistencia a los antibióticos en los Estados Unidos, 2013]. *CDC, 2013.* Disponible en: http://www.cdc. gov/drugresistance/pdf/ar-threats-2013-508.pdf (consultado el 7 de agosto de 2015).

57   Lawrence R.S. "The rise of antibiotic resistance: consequences of FDA's inaction" [El surgimiento de la resistencia a los antibióticos: consecuencias de la inacción de la FDA]. *The Atlantic,* 23 de enero de 2012.

58   Plumer B. "The FDA is cracking down on antibiotics on farms. Here's what you should know" [La FDA toma medidas contra los antibióticos en las granjas. Esto es lo que debes saber]. *The Washington Post,* 14 de diciembre de 2013. Véase también: Centers for Disease Control and Prevention (CDC). "Antibiotic resistance threats in the United States, 2013" [Amenazas de la resistencia a los antibióticos en los Estados Unidos, 2013]. *CDC, 2013.* Disponible en: http:// www.cdc.gov/drugresistance/pdf/ar-threats-2013-508.pdf (consultado el 7 de agosto de 2015).

59   Barnett M.L. y Linder J.A. "Antibiotic prescribing for adults with acute bronchitis in the United States, 1996-2010" [Recetas de antibióticos para adultos con bronquitis aguda en los Estados Unidos, 1996-2010]. *JAMA* 2014;311(19):2020-2022.

60   Centers for Disease Control and Prevention (CDC). "Antibiotic resistance threats in the United States, 2013" [Amenazas de la resistencia a los antibióticos en los Estados Unidos, 2013]. *CDC, 2013.* Disponible en: http://www.cdc. gov/drugresistance/pdf/ar-threats-2013-508.pdf (consultado el 7 de agosto de 2015).

61   Pollan M. "Power steer" [Novilla potente]. *The New York Times Magazine,* 31 de marzo de 2002. Véase también: Reichl R. "The F.D.A.'s blatant failure in food" [El obvio fracaso de la F.D.A. en el alimento]. *The New York Times,* 30 de julio de 2014. Véase además: Clancy K. "Greener pastures. "How grass-fed beef and milk contribute to healthy eating" [Pastos más verdes. Cómo la carne de res y la leche producida con pastura contribuyen a comer saludable]. *Union of Concerned Scientists,* marzo de 2006. Disponible en: http://www.ucsusa.org/ sites/default/files/legacy/assets/documents/food_and_agriculture/greener-pastures.pdf (consultado el 7 de agosto de 2015).

62   Lawrence R.S. "The rise of antibiotic resistance: consequences of FDA's inaction" [El surgimiento de la resistencia a los antibióticos: consecuencias de la inacción de la FDA]. *The Atlantic,* 23 de enero de 2012. Véase también: Centers for Disease Control and Prevention (CDC). "Antibiotic resistance threats in the United States, 2013" [Amenazas de la resistencia a los antibióticos en los Estados Unidos, 2013]. *CDC, 2013.* Disponible en: http://www.cdc.gov/ drugresistance/pdf/ar-threats-2013-508.pdf (consultado el 7 de agosto de 2015).

63   Graham J.P., Boland J.J. y Silbergeld E. "Growth promoting antibiotics in food animal production: an economic analysis" [Antibióticos promotores de crecimiento en la producción de animales para consumo: un análisis económico]. *Public Health Rep* 2007;122(1):79-87.

64   Cogliani C., Goossens H. y Greko C. "Restricting antimicrobial use in food animals: lessons from Europe" [Restringiendo el uso microbial en los animales para consumo: lecciones de Europa]. *Microbe* 2011;6(6):274-279.

65   Lawrence R.S. "The rise of antibiotic resistance: consequences of FDA's inaction" [El surgimiento de la resistencia a los antibióticos: consecuencias de la inacción de la FDA]. *The Atlantic*, 23 de enero de 2012.

66   Walker P., et al. "Public health implications of meat production and consumption" [Implicaciones para la salud pública de la producción y el consumo de carne]. *Public Health Nutr* 2005;8(4):348-356.

67   Daley C.A., et al. "A review of fatty acid profiles and antioxidant content in grass-fed and grain-fed beef" [Una revisión del perfil de ácidos grasos y contenido de antioxidantes en la carne producida con pastura y en la producida con granos]. *Nutr J* 2010;9:10. Véase también: Clancy K. "Greener pastures. How grass-fed beef and milk contribute to healthy eating" [Pastos más verdes. Cómo la carne de res y la leche producida con pastura contribuyen a comer saludable]. *Union of Concerned Scientists*, marzo de 2006. Disponible en: http://www.ucsusa.org/sites/default/files/legacy/assets/documents/food_and_agriculture/greener-pastures.pdf (consultado el 7 de agosto de 2015).

68   Aston L.M., Smith J.N. y Powles J.W. "Impact of a reduced red and processed meat dietary pattern on disease risks and greenhouse gas emissions in the UK: a modelling study" [Impacto de un patrón dietario con reduccion de carne roja y procesada en el riesgo de enfermedad y emisiones de gases en el Reino Unido: un estudio modelado]. *BMJ Open* 2012;2:e001072.

69   Carlsson-Kanyama A. y Gonzalez A.D. "Potential contributions of food consumption patterns to climate" [Contribuciones potenciales del consumo de alimentos a los patrones climáticos]. *Am J Clin Nutr* 2009;89(supl):1704S-1709S. Véase también: Boucher D., et al. "Grade A choice?. Solutions for deforestation-free meat." [¿Grado A de primera? Soluciones para una carne libre de deforestación]. *Union of Concerned Scientists*, junio de 2012. Disponible en: http://www.ucsusa.org/sites/default/files/legacy/assets/documents/global_warming/Solutions-for-Deforestation-Free-Meat.pdf (consultado el 7 de agosto de 2015).

70   Chan D.S., et al. "Red and processed meat and colorectal cancer incidence: meta-analisis of prospective studies" [Carne roja y procesada e incidencia de cáncer colorectal: un meta-análisis de estudios prospectivos]. *PLoS One* 2011; 6(6):e20456. Véase también: Pan A., et al. "Red meat consumption and risk of type 2 diabetes: 3 cohorts of US adults and an updated meta-analysis" [Consumo de carne roja y riesgo de diabetes tipo 2: 3 cohortes de adultos estadounidenses y un meta-análisis actualizado]. *Am J Clin Nutr* 2011;94(4):1088-1096. Véase además: Pan A., et al. "Red meat consumption and mortality. Results from 2 prospective cohort studies" [Consumo de carne roja y mortalidad. Resultados de dos estudios prospectivos de cohorte]. *Arch Intern Med* 2012;172(7):555-563.

71   Sabaté J. y Soret S. "Sustainability of plant-based diets: back to the future" [Sostenibilidad de las dietas basadas en plantas: de vuelta al futuro]. *Am J Clin Nutr* 2014;100(supl 1):476S-482S.

72   Fung T.T. "Low-carbohydrate diets and all-cause and cause-specific mortality: two cohort studies" [Dietas bajas en carbohidratos y mortalidad por todas las causas y por causas específicas: dos estudios de cohorte]. *Ann Intern Med* 2010;153(5):289-298. Véase también: Jenkins D.J., et al. "Effect of a 6 month vegan low-carbohydrate ("Eco-Atkins") diet on cardiovascular risk factors and body weight in hyperlipidaemic adults: a randomized controlled trial" [Efectos a 6 meses de una dieta vegana baja en carbohidratos ("Eco-Atkins") en factores de riesgo cardiovascular y peso corporal en adultos con hiperlipidemia: un ensayo clínico aleatorizado]. *BMJ Open* 2014;4(2):e003503.

73   Lappé F.M. *Diet for a Small Planet* [Dieta para un Pequeño Planeta] (Ballantine Books, 1991), 69.

74   Carlsson-Kanyama A. y Gonzalez A.D. "Potential contributions of food consumption patterns to climate" [Contribuciones potenciales del consumo de alimentos a los patrones climáticos]. *Am J Clin Nutr* 2009;89(supl):1704S-1709S

75   Gussow J.D. "Ecology and vegetarian considerations: does environmental responsibility demand the elimination of livestock?" [Ecología y consideraciones vegetarianas: ¿exige la responsabilidad ambiental la eliminación del ganado?]. *Am J Clin Nutr* 1994;59(supl):1110S-1116S.

76   Leitzmann C. "Nutrition ecology: the contribution of vegetarian diets" [Nutrición ecológica: la contribución de las dietas vegetarianas]. *Am J Clin Nutr* 2003;78(supl):657S-659S.

77   *Ibid.*

78   Joyce A., et al. "Reducing the environmental impact of dietary choice: perspectives from a behavioural and social change approach" [Reduciendo el impacto ambiental de la elección dietaria: perspectivas desde un enfoque de cambio conductual y social]. *J Environ Public Health* 2012;2012:978672.

79   Pimentel D. y Pimentel M. "Sustainability of meat-based and plant-based diets and the environment" [Sostenibilidad de dietas basadas en carne y de dietas basadas en plantas y el medio ambiente]. *Am J Clin Nutr* 2003;78(supl):660S-663S.

80   McMichael A.J. "Globalization, climate change, and human health" [Globalización, cambio climático y salud humana]. *N Engl J Med* 2013;368(14):1335-1343.

81   Godfray H.C., et al. "Food security: the challenge of feeding 9 billion people" [Seguridad alimentaria: el reto de alimentar 9 billones de personas]. *Science* 2010;327(5967):812-818.

82   Aiking H. "Protein production: planet, profit, plus people?" [Producción de proteína: ¿planeta, ganancias y además gente?]. *Am J Clin Nutr* 2014;100(supl):483S-489S.

83   Leitzmann C. "Nutrition ecology: the contribution of vegetarian diets" [Nutrición ecológica: la contribución de las dietas vegetarianas]. *Am J Clin Nutr* 2003;78(supl):657S-659S.

84   Pimentel D. y Pimentel M. "Sustainability of meat-based and plant-based diets

and the environment" [Sostenibilidad de dietas basadas en carne y de dietas basadas en plantas y el medio ambiente]. *Am J Clin Nutr* 2003;78(supl):660S-663S.

85   Aston L.M., Smith J.N. y Powles J.W. "Impact of a reduced red and processed meat dietary pattern on disease risks and greenhouse gas emissions in the UK: a modelling study" [Impacto de un patrón dietario con reduccion de carne roja y procesada en el riesgo de enfermedad y emisiones de gases en el Reino Unido: un estudio modelado]. *BMJ Open* 2012;2:e001072.

86   Gussow J.D. "Ecology and vegetarian considerations: does environmental responsibility demand the elimination of livestock?" [Ecología y consideraciones vegetarianas: ¿exige la responsabilidad ambiental la eliminación del ganado?]. *Am J Clin Nutr* 1994;59(supl):1110S-1116S.

87   Blanchard T. "Paul McCartney's Meat Free Monday mission" [La misión de los Lunes sin Carne de Paul McCartney]. *The Telegraph*, 25 de junio de 2009.

88   García C. "Lunes sin carne en el país de la hamburguesa". *El País*, 9 de abril de 2013.

89   Redacción. "¿Por qué el ejército noruego no comerá carne los lunes?". *BBC Mundo*, 20 de noviembre de 2013. Disponible en: http://www.bbc.com/mundo/noticias/2013/11/131120_curiosidades_noruega_ejercito_vegetariano_wbm (consultado el 7 de agosto de 2015).

90   Fresneda C. "Bill Clinton se hace vegetariano". *El País*, 25 de septiembre de 2010.

91   Eilperin J. "Al Gore goes vegan, with little fanfare" [Al Gore se convierte en vegano, con poca fanfarria]. *The Washington Post*, 25 de noviembre de 2013.

92   Baroni L., et al. "Evaluating the environmental impact of various dietary patterns combined with different food production systems" [Evaluando el impacto ambiental de varios patrones dietarios combinados con diferentes sistemas de producción]. *Eur J Clin Nutr* 2007;61(2):279-286.

93   Macdiarmid J., et al. "Sustainable diets for the future: can we contribute to reducing greenhouse gas emissions by eating a healthy diet?" [Dietas sostenibles para el futuro: ¿podemos contribuir a reducir las emisiones de gases efecto invernadero ingiriendo una dieta saludable?]. *Am J Clin Nutr* 2012;96:632-639.

Capítulo Seis

1   Monteiro C.A. "Nutrition and health. The issue is not food, nor nutrients, so much as processing" [Nutrición y salud. El problema no es el alimento ni el nutriente, tanto como el procesamiento]. *Public Health Nutr* 2009;12(5):729-731.

2   Willett W.C. y Stampfer M.J. "Current evidence on healthy eating" [Evidencia actual sobre comer saludable]. *Annu Rev Public Health* 2013;34:77-95.

3   Pollan M. "Unhappy meals" [Cajitas infelices]. *The New York Times Magazine*, 28 de enero de 2007.

4   Lim S.S., et al. "A comparative risk assessment of burden of disease and injury attributable to 67 risk factors and risk factor clusters in 21 regions, 1990-2010: a systematic analysis for the Global Burden of Disease Study 2010"

REFERENCIAS • 249

[Una evaluación comparativa de riesgo de la carga de enfermedades y daños atribuibles a 67 factores de riesgo y grupos de factores de riesgo en 21 regiones, 1990-2010: un análisis sistemático para el Estudio de la Carga Global de Enfermedades 2010]. *Lancet* 2012;380:2224-2260.

5   Carvalho J.J., et al. "Blood pressure in four remote populations in the INTERSALT Study" [Presión arterial en cuatro poblaciones remotas en el estudio INTERSALT]. *Hypertension* 1989;14(3):238-246.

6   Stamler J., et al. "INTERSALT Study findings. Public health care implications" [Hallazgos del estudio INTERSALT. Implicaciones para el cuidado de la salud pública]. *Hypertension* 1989;14(5):570-577.

7   Aburto N.J., et al. "Effect of lower sodium intake on health: systematic review and meta-analyses" [Efecto de una ingesta más baja de sodio en la salud: revisión sistemática y meta-análisis] *BMJ* 2013;346:f1326.

8   Strazzullo P., et al. "Salt intake, stroke, and cardiovascular disease: meta-analysis of prospective studies" [Ingesta de sal, derrame cerebral y enfermedad cardiovascular: meta-análisis de estudios prospectivos]. *BMJ* 2009;339:b4567.

9   He F.J., Pombo-Rodrigues S. y MacGregor G.A. "Salt reduction in England from 2003 to 2011: its relationship to blood pressure, stroke and ischemic heart disease mortality" [Reducción de sal en Inglaterra del 2003 al 2011: su relación con la presión arterial, derrame cerebral y mortalidad por enfermedad del corazón]. *BMJ Open* 2014;4:e004549.

10   Bibbins-Domingo K., et al. "Projected effect of dietary salt reductions on future cardiovascular disease" [Efecto proyectado de reducciones en la sal dietaria en la enfermedad cardiovascular futura]. *N Engl J Med* 2010;362(7):590-599.

11   Appel L.J., et al. "A clinical trial of the effects of dietary patterns on blood pressure. DASH Collaborative Research Group" [Un ensayo clínico de los efectos de patrones dietarios en la presión arterial. Grupo de Investigación Colaborativa DASH]. *N Engl J Med* 1997;336(16):1117-1124.

12   Appel L.J., et al. "Effects of protein, monounsaturated fat, and carbohydrate intake on blood pressure and serum lipid. Results of the OmniHeart randomized trial" [Efectos de la proteína, la grasa monoinsaturada y el carbohidrato en la presión arterial y el lípido sérico. Resultados del ensayo clínico aleatorizado OmniHeart]. *JAMA* 2005;294(19):2455-2464.

13   O'Donell M., et al. "Urinary sodium and potassium excretion, mortality, and cardiovascular events" [Excreción de sodio y potasio urinario, mortalidad y eventos cardiovasculares]. *N Engl J Med* 2014;371(7):612-623. Véase también: Carroll A.E. "Dash of salt does no harm. Extremes are the enemy" [Una pizca de sal no hace daño. Los extremos son el enemigo]. *The New York Times*, 25 de agosto de 2014.

14   Rozin P. "Attitudes to food and the role of food in life in the U.S.A., Japan, Flemish Belgium and France: possible implications for the diet-health debate" [Actitudes hacia el alimento y el rol de la comida en la vida en Estados Unidos, Japón, Flandes y Francia: posibles implicaciones para el debate dieta-salud]. *Appetite* 1999;33:163-180.

15 Renaud S. y de Lorgeril M. "Wine, alcohol, platelets, and the French paradox for coronary heart disease" [Vino, alcohol y la paradoja francesa en la enfermedad coronaria]. *The Lancet* 1992;339(8808):1523-1526.

16 de Lorgeril M, et al. "Mediterranean diet and the French paradox: two distinct biogeographic concepts for one consolidated scientific theory on the role of nutrition in coronary heart disease" [La dieta mediterránea y la paradoja francesa: dos conceptos bio-geográficos distintos para una teoría científica consolidada acerca del rol de la nutrición en la enfermedad coronaria]. *Cardiovasc Res* 2002;54(3):503-515.

17 *Ibid.*

18 Li H. y Förstermann U. "Red wine and cardiovascular health" [Vino tinto y salud cardiovascular]. *Circ Res* 2012;111:959-961.

19 Ferrieres J. "The French paradox: lessons for other countries" [La paradoja francesa: lecciones para otros países]. *Heart* 2004;90(1):107-111.

20 Ronksley P.E., et al. "Association of alcohol consumption with selected cardiovascular disease outcomes: a systematic review and meta-analysis" [Asociación del consumo de alcohol con una selección de resultados médicos relacionados a la enfermedad cardiovascular: una revisión sistemática y meta-análisis]. *BMJ* 2011;342:d671.

21 Baliunas D.O., et al. "Alcohol as a risk factor for type 2 diabetes" [El alcohol como factor de riesgo para la diabetes tipo 2]. *Diabetes Care* 2009;32(11):2123-2132.

22 Bagnardi V., et al. "Light alcohol drinking and cancer: a meta-analysis" [Consumo moderado de alcohol y cáncer: un meta-análisis]. *Annals of Oncology* 2013; 24:301-308. Véase también: Fedirko V., et al. "Alcohol drinking and colorectal cancer risk: an overall and dose-response meta-analysis of published studies" [Consumo de alcohol y riesgo de cáncer colorectal: un meta análisis general y dosis-respuesta de los estudios publicados]. *Annals of Oncology* 2011;22:1958-1972.

23 Rehm J., et al. "Global burden of disease and injury and economic cost attributable to alcohol use and alcohol-use disorders" [Carga global de enfermedad y costo atribuible al uso de alcohol y a desórdenes relacionados con el consumo de alcohol]. *The Lancet* 2009;373:2223-2233.

24 Juren A., Frohlich J. y Ignaszewski A. "Commonplace to condemned: the discovery that tobacco kills, and how Richard Doll shaped modern smoking cessation practices" [De ser común a ser condenado: el descubrimiento que el tabaco mata y cómo Richard Doll le dio forma a las prácticas modernas de cese del cigarrillo]. *BC Medical Journal* 2012;54(4):183-188.

25 Doll R., et al. "Mortality in relation to smoking: 50 years' obesrvations on male British doctors" [Mortalidad relacionada al cigarrillo: 50 años de observaciones en doctores británicos varones]. *BMJ* 2004;328(7455):1519.

26 Pirie K., et al. "The 21st century hazards of smoking and benefits of stopping: a prospective study of one million women in the UK" [Los peligros de fumar en el siglo 21 y los beneficios de cesar: un estudio prospectivo de un millón de

mujeres en el Reino Unido]. *The Lancet* 2013;381:133-141.

27 Juren A., Frohlich J. y Ignaszewski A. "Commonplace to condemned: the discovery that tobacco kills, and how Richard Doll shaped modern smoking cessation practices" [De ser común a ser condenado: el descubrimiento que el tabaco mata y cómo Richard Doll le dio forma a las prácticas modernas de cese del cigarrillo]. *BC Medical Journal* 2012;54(4):183-188.

28 Jha P., et al. "21st-century hazards of smoking and benefits of cessation in the United States" [Riesgos de fumar en el siglo 21 y beneficios de cesar en los Estados Unidos]. *N Engl J Med* 2013;368(4):341-350.

29 Doll R., et al. "Mortality in relation to smoking: 50 years' observations on male British doctors" [Mortalidad relacionada al cigarrillo: 50 años de observaciones en doctores británicos varones]. *BMJ* 2004;328(7455):1519.

30 Centers for Disease Control and Prevention (CDC). "Fact sheet-Quitting smoking" [Hoja de información-Dejando de fumar]. *CDC*. Disponible en: http://www.cdc.gov/tobacco/data_statistics/fact_sheets/cessation/quitting/ (consultado el 31 de agosto de 2015).

Capítulo Siete

1 Franco M., et al. "Obesity reduction and its possible consequences: what can we learn from Cuba's Special Period?" [Reducción de obesidad y sus posibles consecuencias: ¿qué podemos aprender del periodo especial cubano?]. *CMAJ* 2008;178(8):1032-1034.

2 Willett W.C. "Weight changes and health in Cuba" [Cambio de peso y salud en Cuba]. *BMJ* 2013;346:f1777.

3 Franco M., et al. "Population-wide weight loss and regain in relation to diabetes burden and cardiovascular mortality in Cuba 1980-2010: repeated cross sectional surveys and ecological comparison of secular trends" [Pérdida de peso a nivel poblacional y recuperación del peso en relación a la carga de diabetes y mortalidad cardiovascular en Cuba 1980-2010: estudios transversales repetidos y comparación ecológica de tendencias]. *BMJ* 2013;346:f1515.

4 Manson J.E., et al. "The escalating pandemics of obesity and sedentary lifestyle: a call to action for clinicians" [La escalada de las pandemias de obesidad y sedentarismo: una llamada a los médicos para que tomen acción]. *Arch Intern Med* 2004;164(3):249-258.

5 Buchholz A. y Schoeller Y D.A. "Is a calorie a calorie?" [¿Es una caloría una caloría?]. *Am J Clin Nutr* 2004;79(supl):899S0906S.

6 Hall K.D., et al. "Energy balance and its components: implications for body weight regulation" [Balance energético y sus componentes: implicaciones para la regulación del peso corporal]. *Am J Clin Nutr* 2012;95(4):989-994.

7 Nestle M. y Nesheim M. *Why Calories Count* [Por qué las calorías cuentan] (University of California Press, 2012), 5-6. Véase también: Wood P.A. *How Fat Works* [Cómo funciona la grasa] (Harvard University Press, 2009), 71-74.

8 Nestle M. y Nesheim M. *Why Calories Count* [Por qué las calorías cuentan] (University of California Press, 2012), 6.

9 Wood P.A. *How Fat Works* [Cómo funciona la grasa] (Harvard University

Press, 2009), 19-21.

10   Seagle H.M., et al. "Position of the American Dietetic Association: weight management" [Posición de la Asociación Dietética Americana: control de peso]. *J Am Diet Assoc* 2009;109(2):330-346.

11   Wood P.A. *How Fat Works* [Cómo funciona la grasa] (Harvard University Press, 2009), 12-13. Véase también: Willett W.C. y Skerrett P.J. *Eat, Drink, and Be Healthy* [Come, bebe y sé saludable] (Free Press, 2005), 43-45.

12   *Ibid.*

13   Wood P.A. *How Fat Works* [Cómo funciona la grasa] (Harvard University Press, 2009), 133.

14   Balkau B., et al. "International Day for the Evaluation of Abdominal Obesity (IDEA): a study of waist circumference, cardiovascular disease, and diabetes mellitus in 168 000 primary care patients in 63 countries" [Día internacional para la evaluación de la obesidad abdominal (IDEA): un estudio de cirumferencia abdominal, enfermedad cardiovascular y diabetes mellitus en 168 000 pacientes de cuidado primario en 63 países]. *Circulation* 2007;116:1942-1951.

15   Nestle M. "Eating made simple." [Simplificando cómo alimentarse]. *Scientific American*, septiembre de 2007.

16   Nishizawa T., et al. "Some factors related to obesity in the Japanese sumo wrestler" [Algunos factores relacionados a la obesidad en los luchadores de sumo japoneses]. *Am J Clin Nutr* 1976;29:1167-1174.

17   Wood P.A. *How Fat Works* [Cómo funciona la grasa] (Harvard University Press, 2009), 10, 152.

18   Lindeberg S., et al. "Age relations of cardiovascular risk factors in a traditional Melanesian society: the Kitava Study" [Relaciones de edad en factores de riesgo cardiovasculares en una sociedad tradicional Melanesia: el Estudio de Kitava]. *Am J Clin Nutr* 1997;66(4):845-852.

19   Connor W.E., et al. "The plasma lipids, lipoproteins, and the diet of the Tarahumara Indians of Mexico" [Los lípidos séricos, las lipoproteínas y la dieta de los indios Tarahumara de México]. *Am J Clin Nutr* 1978;31:1131-1142.

20   Johnston B.C., et al. "Comparison of weight loss among named diet programs in overweight and obese adults. A meta-analysis" [Comparación de pérdida de peso entre programas de dietas identificadas en adultos con sobrepeso y obesos. Un meta-análisis]. *JAMA* 2014;312(9):923-933."

21   Sacks F.M., et al. "Comparison of weight-loss diets with different compositions of fat, protein, and carbohydrates" [Comparación de dietas para adelgazar con diferentes composiciones de grasas, proteínas y carbohidratos]. *N Engl J Med* 2009;360(9):859-873.

22   Shai I., et al. "Weight Loss with a Low-Carbohydrate, Mediterranean, or Low-Fat Diet" [Pérdida de peso con una dieta baja en carbohidrato, mediterránea o baja en grasa]. *N Engl J Med* 2008;359(3):229-241.

23   Wadden T.A., et al. "Lifestyle modification for obesity: new developments in diet, physical activity, and behavior therapy" [Modificación de estilo de

vida para la obesidad: nuevos desarrollos en dieta, actividad física y terapia conductual]. *Circulation* 2012;125:1157-1170.

24 Ludwig D.S. "Technology, diet, and the burden of chronic disease" [Tecnología, dieta y la carga de la enfermedad crónica]. *JAMA* 2011;305(13):1352-1353.

25 Monteiro C.A., et al. "Ultra-processed products are becoming dominant in the global food system" [Productos ultra-procesados están dominando el sistema global de alimentos]. *Obes Rev* 2013;14(supl.):21-28.

26 Pijl H. "Obesity: evolution of a symptom of affluence" [Obesidad: evolución de un síntoma de la abundancia]. *Neth J Med* 2011;69(4):159-166. Véase también: Church T.S., et al. "Trends over 5 decades in U.S. occupation-related physical activity and their associations with obesity" [Tendencias durante 5 décadas de la actividad física ocupacional en Estados Unidos y sus asociaciones con la obesidad]. *PLoS One* 2011;6(5):e19657.

27 de Benito E. "La mala alimentación es peor para la salud mundial que el tabaco". *El País*, 19 de mayo de 2014.

28 Egger G. y Swinburn B. "An "ecological" approach to the obesity pandemic" [Un enfoque "ecológico" para la pandemia de obesidad]. *BMJ* 1997;315:477-480.

29 Swinburn B. y Egger G. "The runaway weight gain train: too many accelerators, not enough brakes" [El desbocado tren del aumento de peso: demasiados aceleradores sin suficientes frenos]. *BMJ* 2004;329:736-739.

30 Booth K.M., Pinkston M.M. y Poston W.S. "Obesity and the built environment" [La obesidad y el ambiente construido]. *J Am Diet Assoc* 2005;105:S110-S117.

31 Willett W.C. y Skerrett P.J. *Eat, Drink, and Be Healthy* [Come, Bebe y Sé Saludable] (Free Press, 2001), 148.

32 Hu F.B. "Resolved: there is sufficient scientific evidence that decreasing sugar-sweetened beverage consumption will reduce the prevalence of obesity and obesity-related diseases" [Resuelto: existe suficiente evidencia científica que disminuir el consumo de bebidas azucaradas reducirá la prevalencia de obesidad y las enfermedades relacionadas a la obesidad]. *Obes Rev* 2013;14(8):606-619.

33 Traversy G. y Chaput J.P. "Alcohol consumption and obesity: an update" [Consumo de alcohol y obesidad: una actualización]. *Curr Obes Rep* 2015;4:122-130.

34 Gill J.M. y Sattar N. "Fruit juice: just another sugary drink?" [Jugo de fruta: ¿simplemente otra bebida azucarada?]. *Lancet Diabetes Endocrinol* 2014;2(6):444-446.

35 Nestle M. y Nesheim M. *Why Calories Count* [Por qué las calorías cuentan] (University of California Press, 2012), 3.

36 Monteiro C.A., et al. "Ultra-processed products are becoming dominant in the global food system" [Productos ultra-procesados están dominando el sistema global de alimentos]. *Obes Rev* 2013;14(supl.):21-28.

37 Jakubowicz D., e t al. "High caloric intake at breakfast vs. dinner differentially influences weight loss of overweight and obese women" [Alta ingesta de calorías en el desayuno en comparación a la cena influye de forma diferente en la

pérdida de peso de mujeres con sobrepeso u obesas]. *Obesity* 2013;21(12):2504-2512.

38   Clark A., et al. "Overweight and obesity. Use of portion control in management" [Sobrepeso y obesidad. Uso de control de porciones en su tratamiento]. *Aust Fam Physician* 2010;39(6):407-411.

39   Van Dyke N. y Drinkwater E.J. "Relationships between intuitive eating and health indicators: literature review" [Relaciones entre comer intuitivo e indicadores de salud: revisión de la literatura]. *Public Health Nutr* 2014;17(8):1757-1766.

Capítulo Ocho

1   Scott A.O. "Super size me (2003). Film review; when all those Big Macs bite back" (Super engórdame. Reseña de cine; cuando todos esos Big Macs muerden de vuelta]. *The New York Times*, 7 de mayo de 2004.

2   Castillo M. "McDonalds's diet: Iowa teacher loses 37 pounds, but is it healthy?" [Dieta McDonalds: profesor de Iowa pierde 37 libras, ¿pero es saludable?]. *CBS News*, 10 de enero de 2014. Disponible en: http://www.cbsnews.com/news/mcdonalds-diet-iowa-teacher-loses-37-pounds-but-is-it-healthy/ (consultado el 10 de agosto de 2015).

3   Park M. "Twinkie diet helps nutrition professor lose 27 pounds" [Dieta Twinkie ayuda a profesor de nutrición a perder 27 libras]. *CNN*, 8 de noviembre de 2010. Disponible en: http://edition.cnn.com/2010/HEALTH/11/08/twinkie.diet.professor/ (consultado el 10 de agosto de 2015).

4   Nestle M. y Nesheim M. *Why Calories Count* [Por qué las calorías cuentan] (University of California Press, 2012), 3.

5   deShazo R.D., Bigler S. y Skipworth L.B. "The autopsy of chicken nuggets reads "chicken little"" [La autopsia de nuggets de pollo indica "poco pollo"]. *Am J Med* 2013;126(11):1018-1019.

6   Brody J.E. "Still counting calories? Your weight-loss plan may be outdated" [¿Todavía contando calorías? Tu plan de pérdida de peso podría estar pasado de moda]. *The New York Times*, 18 de Julio de 2011.

7   Donovan S.M. y Shamir R. "Introduction to the Yogurt in Nutrition Initative and the First Global Summit on the Health Effects of Yogurt" [Introducción a la Iniciativa del Yogur en la Nutrición y la Primera Cumbre Global de los Efectos del Yogur en la Salud]. *Am J Clin Nutr* 2014;99(supl):1209S-1211S.

8   Anukam K.C. y Reid G. "Probiotics: 100 years (1907-2007) after Elie Metchnikoff's observation" [Probióticos: 100 años (1907-2007) después de la observación de Elie Metchnikoff]. *Communicating Current Research and Educational Topics and Trends in Applied Microbiology* (2007 Edition ed). Ed. A. Mendez-vilas (Ed.). Spain: Formatex.org, 2008. 466-474.

9   Mackowiak P.A. "Recycling Metchnikoff: probiotics, the intestinal microbiome and the quest for long life" [Reciclando a Metchnikoff: probióticos, el microbioma intestinal y la búsqueda de una larga vida]. *Front Public Health* 2013;1:52.

10   de Vrese M., et al. "Probiotics—compensation for lactase insufficiency"

[Probióticos—compensación por insuficiencia de lactasa]. *Am J Clin Nutr* 2001;73(supl):421S-429S.

11   Savaiano D.A. "Lactose digestion from yogurt: mechanism and relevance" [Digestión de la lactosa del yogur: mecanismos y relevancia]. *Am J Clin Nutr* 2014;99(supl):1251S-1255S.

12   Marette A. y Picard-Deland E. "Yogurt consumption and impact on health: focus on children and cardiometabolic risk" [Consumo de yogur e impacto en la salud: enfoque en los niños y el riesgo cardiometabólico]. *Am J Clin Nutr* 2014;99(supl):1243S-1247S.

13   Willett W.C. y Skerrett P.J. *Eat, Drink, and Be Healthy* [Come, Bebe y Sé Saludable] (Free Press, 2001), 166.

14   Meydani S.N. y Ha W.K. "Immunologic effects of yogurt" [Efectos inmunológicos del yogur]. *Am J Clin Nutr* 2000;71(4):861-872.

15   Adolfsson O., Meydani S.N. y Russell R.M. "Yogurt and gut function" [Yogur y función intestinal]. *Am J Clin Nutr* 2004;80(2):245-256.

16   Hepner G., et al. "Hypocholesterolemic effect of yogurt and milk" [Efecto hipocolesterolémico del yogur y la leche]. *Am J Clin Nutr* 1979;32(1):19-24. Véase también: St-Onge M.P., Farnworth E.R. y Jones P.J. "Consumption of fermented and nonfermented dairy products: effects on cholesterol concentrations and metabolism" [Consumo de productos lácteos fermentados y sin fermentar: efectos en las concentraciones de colesterol y el metabolismo]. *Am J Clin Nutr* 2000;71(3):674-681.

17   Khalesi S., et al. "Effect of probiotics on blood pressure: a systematic review and meta-analysis of randomized, controlled trials" [Efecto de los probióticos en la presión arterial: una revisión sistemática y meta-análisis de ensayos clínicos aleatorizados]. *Hypertension* 2014;64(4):897-903.

18   Chen M., et al. "Dairy consumption and risk of type 2 diabetes: 3 cohorts of US adults and an update meta-analysis" [Consumo lácteo y riesgo de diabetes tipo 2: 3 cohortes de adultos estadounidenses y un meta-análisis actualizado]. *BMC Med* 2014;12:215.

19   El-Abbadi N.H., Dao M.C. y Meydani S.N. "Yogurt: role in healthy and active aging" [Yogur: su rol en el envejecimiento sano y activo]. *Am J Clin Nutr* 2014;99(supl):1263S-1270S.

20   Marette A. y Picard-Deland E. "Yogurt consumption and impact on health: focus on children and cardiometabolic risk" [Consumo de yogur e impacto en la salud: enfoque en los niños y el riesgo cardiometabólico]. *Am J Clin Nutr* 2014;99(supl):1243S-1247S.

21   Mozaffarian D., et al. "Changes in diet and lifestyle and long-term weight gain in women and men" [Cambios en dieta y estilo de vida y aumento de peso a largo plazo en mujeres y hombres]. *N Engl J Med* 2011;364(250:2392-2404.

22   Tamime A.Y. "Fermented milks: a historical food with modern applications – a review" [Leches fermentadas: un alimento histórico con aplicaciones modernas – una revisión]. *Eur J Clin Nutr* 2002;56(supl 4):S2-S15.

23   Bogdanov S., et al. "Honey for nutrition and health: a review" [Miel para la

nutrición y la salud: una revisión]. *Am Coll Nutr* 2008;27(6):677-689.

24   Schrezenmeir J. y de Vrese M. "Probiotics, prebiotics, and synbiotics—approaching a definition" [Probióticos, prebióticos y sinbióticos—alcanzando una definición]. *Am J Clin Nutr* 2001;73(supl):361S-364S.

25   Phillips K.M., Carlsen M.H. y Blomhoff R. "Total antioxidant content of alternatives to refined sugar" [Contenido total de antioxidantes de las alternativas al azúcar refinado]. *J Am Diet Assoc* 2009;109:64-71.

26   Cohen H.A., et al. "Effect of honey on nocturnal cough and sleep quality: a double-blind, randomized, placebo-controlled study" [Efecto de la miel en la toz nocturna y la calidad del sueño: un ensayo clínico aleatoriazado doble ciego]. *Pediatrics* 2012;130:465-471. Véase también: Ashkin E. y Mounsey A. "A spoonful of honey helps a coughing child sleep" [Una cucharada de miel ayuda a dormir a un niño con toz]. *J Fami Pract* 2013;62(3):145-147.

27   Fraser G.E. y Shavlik D.J. "Ten years of life: is it a matter of choice?" [Diez años de vida: ¿es cuestión de escoger?]. *Arch Intern Med* 2001;161(13):1645-1652.

28   Mattes R.D., Kris-Etherton P.M. y Foster G.D. "Impact of peanuts and tree nuts on body weight and healthy weight loss in adults" [Impacto del maní y de los frutos secos de cáscara dura en el peso corporal y la pérdida de peso saludable en adultos]. *J Nutr* 2008;138:1741S-1745S. Vease también: Tan S.Y., Dhillon J. y Mattes R.D. "A review of the effects of nuts on appetite, food intake, metabolism, and body weight" [Una revisión de los efectos de los frutos secos de cáscara dura en el apetito, el metabolismo y la ingesta de alimento]. *Am J Clin Nutr* 2014;100(supl):421S-422S.

29   Sabaté J. y Ang Y. "Nuts and health outcomes: new epidemiologic evidence" [Frutos secos de cáscara dura y resultados de salud: nueva evidencia epidemiológica]. *Am J Clin Nutr* 2009; 89(supl):1643S-1648S. Véase también: Viguiliouk E., et al. "Effect of tree nuts on glycemic control in diabetes: a systematic review and meta-analysis of randomized controlled dietary trials" [Efecto de los frutos secos de cáscara dura en el control glicémico de la diabetes: una revisión sistemática y meta-análisis de ensayos clínicos aleatorizados]. *PloS One* 2014;9(7):e103376. Véase además: Afshin A., et al. "Consumption of nuts and legumes and risk of incident ischemic heart disease, stroke, and diabetes: a systematic review and meta-analysis" [Consumo de frutos secos de cáscara dura y legumbres y riesgo de enfermedad isquémica incidental del corazón, derrame cerebral y diabetes: una revisión sistemática y meta-análisis]. *Am J Clin Nutr* 2014;100:278-288.

30   Schwingshackl L. y Hoffman G. "Monounsaturated fatty acids, olive oil and health status: a systematic review and meta-analysis of cohort studies" [Ácidos grasos monoinsaturados, aceite de oliva y estado de salud: una revisión sistemática y meta-análisis de estudios de cohorte]. *Lipids Health Dis* 2014;13:154. Véase también: Guasch-Ferré M., et al. "Olive oil intake and risk of cardiovascular disease and mortality in the PREDIMED Study" [Ingesta de aceite de oliva y riesgo de enfermedad cardiovascular y mortalidad en el estudio PREDIMED]. *BMC Med* 2014;12:78. Véase además: Scalbert A., Johnson I.T. y Saltmarsh M. "Polyphenols: antioxidants and beyond" [Polifenoles:

antioxidantes y más allá]. *Am J Clin Nutr* 2005;81(supl):215S-217S.

31 Buckland G., et al. "Olive oil intake and mortality within the Spanish population (EPIC-Spain)" [Ingesta de aceite de oliva y mortalidad en la población española (EPIC-España)]. *Am J Clin Nutr* 2012;96:142-149.

32 Estruch R., et al. "Primary prevention of cardiovascular disease with a Mediterranean diet" [Prevención primaria de enfermedad cardiovascular con una dieta mediterránea]. *N Engl J Med.* 2013;368(14):1279-90.

33 Psaltopoulou T., et al. "Olive oil, the Mediterranean diet, and arterial blood pressure: the Greek European Prospective Investigation into Cancer and Nutrition (EPIC) study" [Aceite de oliva, la dieta mediterránea y la presión arterial: el estudio de la Investigación Prospectiva Europea de Cáncer y Nutrición (EPIC) Griega]. *Am J Clin Nutr* 2004;80(4):1012-1018.

34 Lopez-Miranda J., et al. "Olive oil and health: summary of the II international conference on olive oil and health consensus report, Jaén and Córdoba (Spain) 2008" [Aceite de oliva y salud: resumen del informe de concenso de la II conferencia internacional del aceite de olive y la salud, Jaén y Córdoba (España) 2008]. *Nutr Metab Cardiovasc Dis* 2010;20(4):284-294.

35 Trichopoulou A., et al. "Cancer and Mediterranean dietary traditions" [Cáncer y tradiciones dietarias mediterráneas]. *Cancer Epidemiol Biomarkers Prev* 2000;9(9):869-873.

36 Bes-Rastrollo M., et al. "Olive oil consumption and weight change: the SUN prospective cohort study" [Consumo de aceite de oliva y cambio de peso: el estudio prospectivo de cohorte SUN]. *Lipids* 2006;41(3):249-256.

37 Covas M.I., et al. "The effect of polyphenols in olive oil on heart disease risk factors. A randomized trial" [El efecto de los polifenoles del aceite de oliva en los factores de riesgo de la enfermedad del corazón. Un ensayo clínico aleatorizado]. *Ann Intern Med* 2006;145:333-341.

38 Cahill L.E., et al. "Fried-food consumption and risk of type 2 diabetes and coronary artery disease: a prospective study in 2 cohorts of US women and men" [Consumo de comida frita y riesgo de diabetes tipo 2 y enfermedad coronaria arterial: un estudio prospectivo de dos cohortes de mujeres y hombres estadounidenses]. *Am J Clin Nutr* 2014;100(2):667-675.

39 *Ibid.*

40 Brown M.J., et al. "Carotenoid bioavailability is higher from salads ingested with full-fat than with fat-reduced salad dressings as measured with electrochemical detection" [La biodisponibilidad de carotenoides en ensaladas es más elevada en aderezos con toda su grasa que en aderezos con grasa reducida según medido con detección electroquímica]. *Am J Clin Nutr* 2004;80:396-403.

41 Dreher M.L. y Davenport A.J. "Hass avocado composition and potential health effects" [Composición del aguacate Hass y efectos potenciales en la salud]. *Crit Rev Food Sci Nutr* 2013;53(7):738-750.

42 Fulgone V.L. III, Dreher M. y Davenport A.J. "Avocado consumption is associated with better diet quality and nutrient intake, and lower metabolic syndrome risk in US adults: results from the National Health and Nutrition

Examination Survey (NHANES) 2001-2008" [El consumo de aguacate está asociado a mejor calidad dietaria e ingesta de nutrientes, y menor riesgo de síndrome metabólico en adultos estadounidenses: resultados de la Encuesta Nacional Examinadora de Salud y Nutrición (NHANES, por sus siglas en inglés]. *Nutr J* 2013;12:1.

43   Dreher M.L. y Davenport A.J. "Hass avocado composition and potential health effects" [Composición del aguacate Hass y efectos potenciales en la salud]. *Crit Rev Food Sci Nutr* 2013;53(7):738-750.

44   Marangoni F. y Poli A. "Phytosterols and cardiovascular health" [Fitosteroles y salud cardiovascular]. *Pharmacol Res* 2010;61(3):193-199.

45   Wang L., et al. "Effect of a moderate fat diet with and without avocados on lipoprotein particle number, size and subclasses in overweight and obese adults: a randomized, controlled trial" [Efecto de una dieta moderada en grasa con y sin aguacates en el número, el tamaño y la subclase de la partícula de lipoproteína en adultos con sobrepeso u obesos: un ensayo clínico aleatorizado]. *J Am Heart Assoc* 2015;4:e001355.

46   Unlu N.Z., et al. "Carotenoid absorption from salad and salsa by humans is enhanced by the addition of avocado or avocado oil" [La absorción en humanos del carotenoide de la ensalada y la salsa mejora al añadir aguacate o aceite de aguacate]. *J Nutr* 2005;135:431-436. Véase también: Jopec R.E., et al. "Avocado consumption enhances human postprandial provitamin A absorption and conversion from a novel high-Carotene tomato sauce and from carrots" [El consumo de aguacate mejora la absorción postprandial de la provitamina A y la conversión de zanahorias y de una salsa de tomate novel elevada en betacaroteno]. *J Nutr* 2014;144:1158-1166.

47   Verna R. "The history and science of chocolate" [La historia y la ciencia del chocolate]. *Malaysian J Pathol* 2013;35(2):111-121.

48   Morgan J. "Chocolate: a flavor and texture unlike any other" [Chocolate: un sabor y una textura como ninguna otra]. *Am J Clin Nutr* 1994;60(supl):1065S-1067S.

49   *Ibid.*

50   Coe S.D. y Coe M.D. "The true history of chocolate" [La verdadera historia del chocolate] (Thames & Hudson, 2006), 97-99.

51   Rössner S. "Chocolate—divine food, fattening junk or nutritious supplementation?" [Chocolate—¿alimento divino, chatarra que engorda o suplemento nutritivo?]. *Eur J Clin Nutr*, 1997;51(6):341-345.

52   Izagirre A. "Los gunas se quedan sin islas". *El País*, 9 de diciembre de 2014.

53   McCullough M.L., et al. "Hypertension, the Kuna, and the epidemiology of flavanols" [Hipertensión, los Kuna y la epidemiología de los flavanoles]. *J Cardiovasc Pharmacol* 2006;47(supl 2):S103-S109.

54   Hollenberg N.K., et al. "Aging, acculturation, salt intake, and hypertension in the Kuna of Panama" [Envejecimiento, aculturación, ingesta de sal e hipertensión en los Kuna de Panamá]. *Hypertension* 1997;29:171-176.

55   *Ibid.*

56 Egan B.M., et al. "Does dark chocolate have a role in the prevention and management of hypertension?: commentary on the evidence" [¿Juega el chocolate negro un rol en la prevención y el control de la hipertensión?: un comentario sobre la evidencia]. *Hypertension* 2010;55:1289-1295.

57 Hollenberg N.K., Fisher N.D. y McCullough M.L. "Flavanols, the Kuna, cocoa consumption, and nitric oxide" [Flavanoles, los Kuna, consumo de cacao y óxido nítrico]. *J Am Soc Hypertens* 2009;3(2):105-112.

58 Corti R., et al. "Cocoa and cardiovascular health" [Cacao y salud cardiovascular]. *Circulation* 2009;119:1433-1441.

59 *Ibid.*

60 Ried K., et al. "Does chocolate reduce blood pressure? A meta-analysis" [¿Reduce el chocolate la presión arterial? Un meta-análisis]. *BMC Med* 2010;8:39.

61 Tokede O.A., Gaziano J.M. y Djoussé L. "Effects of cocoa products/dark chocolate on serum lipids: a meta-analysis" [Efectos de productos de cacao/ chocolate negro en los lípidos séricos: un meta-análisis]. *Eur J Clin Nutr* 2011;65:879-886.

62 Hooper L., et al. "Effects of chocolate, cocoa, and flavan-3-ols on cardiovascular health: a systematic review and meta-analysis of randomized trials" [Efectos del chocolate, el cacao y los flavan-3-ols en la salud cardiovascular: una revisión sistemática y meta-análisis de ensayos clínicos]. *Am J Clin Nutr* 2012;95:740-751.

63 Hollenberg N.K., Fisher N.D. y McCullough M.L. "Flavanols, the Kuna, cocoa consumption, and nitric oxide" [Flavanoles, los Kuna, consumo de cacao y óxido nítrico]. *J Am Soc Hypertens* 2009;3(2):105-112.

64 Buitrago-Lopez A., et al. "Chocolate consumption and cardiometabolic disorders: systematic review and meta-analysis" [Consumo de chocolate y desordenes cardiometabólicos: revisión sistemática y meta-análisis]. *BMJ* 2011;343:d4488. Véase también: Hooper L., et al. "Effects of chocolate, cocoa, and flavan-3-ols on cardiovascular health: a systematic review and meta-analysis of randomized trials" [Efectos del chocolate, el cacao y los flavan-3-ols en la salud cardiovascular: una revisión sistemática y meta-análisis de ensayos clínicos]. *Am J Clin Nutr* 2012;95:740-751.

65 Mastroiacovo D., et al. "Cocoa flavanol consumption improves cognitive function, blood pressure control, and metabolic profile in elderly subjects: the Cocoa, Cognition, and Aging (CoCoA) Study—a randomized controlled trial" [El consumo de flavanoles del cacao mejora la función cognitiva, el control de la presión arterial y el perfil metabólico en envejecientes: el Estudio del Cacao, Cognición y Envejecimiento (CoCoA, por sus siglas en inglés)—un ensayo clínico aleatorizado]. *Am J Clin Nutr* 2015;101(3):538-548.

66 Fernández-Murga L., et al. "The impact of chocolate on cardiovascular health" [El impacto del chocolate en la salud cardiovascular]. *Maturitas* 2011;69:312-321.

67 Cooper K.A., et al. "Cocoa and health: a decade of research" [Cacao y salud:

una década de investigación]. *Br J Nutr* 2008;99(1):1-11.

68 *Ibid.*

69 Aburto N.J., et al. "Effect of increased potassium intake on cardiovascular risk factors and disease: systematic review and meta-analyses" [Efecto del incremento en la ingesta de potasio en la enfermedad cardiovascular y sus factores de riesgo: revisión sistemática y meta-análisis]. *BMJ* 2013;346:f1378.

70 Boeing H., et al. "Critical review: vegetables and fruit in the prevention of chronic diseases" [Revisión crítica: vegetales y frutas en la prevención de enfermedades crónicas]. *Eur J Nutr* 2012;51:637-663. Véase también: Wang X., et al. "Fruit and vegetable consumption and mortality from all causes, cardiovascular disease, and cancer: systematic review and dose-response meta-analysis of prospective cohort studies" [Consumo de frutas y vegetales y mortalidad por todas las causas, enferemedad cardiovascular y cáncer: revisión sistemática y meta-análisis dosis-respuesta de estudios prospectivos de cohorte]. *BMJ* 2014;349:g4490.

71 Li M., et al. "Fruit and vegetable intake and risk of type 2 diabetes mellitus: meta-analysis of prospective cohort studies" [Ingesta de frutas y vegetales y riesgo de diabetes mellitus tipo 2: meta-análisis de estudios prospectivos de cohorte]. *BMJ Open* 2014;4:e005497.

72 *Ibid.*

73 Boeing H., et al. "Critical review: vegetables and fruit in the prevention of chronic diseases" [Revisión crítica: vegetales y frutas en la prevención de enfermedades crónicas]. *Eur J Nutr* 2012;51:637-663.

74 Wang X., et al. "Fruit and vegetable consumption and mortality from all causes, cardiovascular disease, and cancer: systematic review and dose-response meta-analysis of prospective cohort studies" [Consumo de frutas y vegetales y mortalidad por todas las causas, enferemedad cardiovascular y cáncer: revisión sistemática y meta-análisis dosis-respuesta de estudios prospectivos de cohorte]. *BMJ* 2014;349:g4490.

75 *Ibid.*

76 Paiva S.A., et al. "Beta-carotene and other carotenoids as antioxidants" [Beta-caroteno y otros carotenoides como antioxidantes]. *J Am Coll Nutr* 1999;18(5):426-433.

77 Whitehead R.D., et al. "You are what you eat: within-subject increases in fruit and vegetable consumption confer beneficial skin-color changes" [Eres lo que comes: incrementos intra-sujetos en el consumo de frutas y vegetales confiere cambios beneficiosos en el color de la piel]. *PLoS One* 2012;7(3):e32988.

78 Vallverdú-Queralt A., et al. "A comprehensive study on the phenolic profile of widely used culinary herbs and spices: Rosemary, thyme, oregano, cinnamon, cumin and bay" [Un abarcador estudio del perfil fenólico de hierbas y especias culinarias ampliamente utilizadas: romero, tomillo, orégano, canela, comino y laurel]. *Food Chem* 2014;154:299-307.

79 Hodgson J.M., Hsu-Hage B. y Wahlqvist M.L. "Dietary diversity and health [Diversidad dietaria y salud]. *Am J Clin Nutr* 1994;59(4):950.

80   Jacobs D.R., Gross M.D. y Tapsell L.C. "Food synergy: an operational concept for understanding nutrition" [Sinergía del alimento: un concepto operacional para entender la nutrición]. *Am J Clin Nutr* 2009; 89(supl):1543S-1548S. Véase también: Jacques P.F. y Tucker K.L. "Are dietary patterns useful for understanding the role of diet in chronic disease?" [¿Son los patrones dietarios útiles para comprender el rol de la dieta en la enfermedad crónica?]. *Am J Clin Nutr* 2001;73(1):1-2. Véase además: Jacobs D.R. y Orlich M.J. "Diet pattern and longevity: do simple rules suffice? A commentary" [Patrón dietario y longevidad: ¿son suficientes las reglas sencillas? Un comentario]. *Am J Clin Nutr* 2014;100(supl):313S-319S.

Capítulo Nueve

1   Bemelmans R.H., et al. "Vascular and metabolic effects of 12 days intensive walking to Santiago de Compostela" [Efectos vasculares y metabólicos de una caminata intensiva de 12 días a Santiago de Compostela]. *Atherosclerosis* 2010;212(2):621-627. Véase también: Harris M.B. y Wolf M.R. "Cardiovascular disease risk following a 758 km pilgrimage" [Riesgo de enfermedad cardiovascular después de una peregrinación de 758 km]. *Int J Sports Med* 2013;34(8):727-731.

2   O'Donovan G., et al. "The ABC of physical activity for health: a consensus statement from the British Association of Sport and Exercise Sciences" [El ABC de la actividad física en la salud: una declaración de concenso de la Asociación Británica del Deporte y la Ciencia del Ejercicio]. *J Sports Sci* 2010;28(6):573-591.

3   Archer E. y Blair S.N. "Physical activity and the prevention of cardiovascular disease: from evolution to epidemiology" [Actividad física y la prevención de la enfermedad cardiovascular: de la evolución a la epidemiología]. *Prog Cardiovasc Dis* 2011;53:387-396. Véase también: Paffenbarger R.S. Jr., Blair S.N. y Lee I.M. "A history of physical activity, cardiovascular health and longevity: the scientific contributions of Jeremy N Morris, DSc, DPH, FRCP" [Una historia de la actividad física, la salud cardiovascular y la longevidad: las contribuciones científicas de Jeremy N Morris, DSc, DPH, FRCP]. *Int J Epidemiol* 2001;30(5):1184-1192.

4   Mora S., et al. "Physical activity and reduced risk of cardiovascular events: potential mediating mechanisms" [Actividad física y riesgo reducido de eventos cardiovasculares: mecanismos intermediarios potenciales]. *Circulation* 2007;116:2110-2118. Véase también: Myers J. "Exercise and cardiovascular health" [Ejercicio y salud cardiovascular]. *Circulation* 2003;107:e2-e5.

5   Colberg S.R., et al. "Exercise and type 2 diabetes. The American College of Sports Medicine and the American Diabetes Association: joint position statement" [Ejercicio y diabetes tipo 2. Colegio Americano de Medicina Deportiva y Asociación Americana de la Diabetes: posición y declaración conjunta]. *Diabetes Care* 2010;33(12):e147-e167. Véase también: Bird S.R. y Hawley J.A. "Exercise and type 2 diabetes: new prescription for an old problem" [Ejercicio y diabetes tipo 2: nueva receta para un viejo problema]. *Maturitas* 2012;72:311-316.

6   Kushi L.H. "American Cancer Society Guidelines on Nutrition and Physical

Activity for Cancer Prevention" [Guía de Nutrición y Actividad Física de la Sociedad Americanca del Cáncer para la Prevención del Cáncer]. *CA Cancer J Clin* 2012;62:30-67.

7   Gonçalves A.K., et al. "Effects of physical activity on breast cancer prevention: a systematic review" [Efectos de la actividad física en la prevención del cáncer de mama: una revisión sistemática]. *J Phys Act Health* 2014;11(2):445-454. Véase también: Irwin M.L., George S.M. y Matthews C.E. "Physical activity and breast cancer: prevention, survival, and mechanisms" [Actividad física y cancer de mama: prevención, supervivencia y mecanismos]. *President's Council on Physical Fitness and Sports Research Digest*, septiembre de 2010. Disponible en: https://www.presidentschallenge.org/informed/digest/docs/sept2010digest.pdf (consultado el 12 de agosto de 2015).

8   Wolin K.Y., et al. "Physical activity and colon cancer prevention: a meta-analysis" [Actividad física y prevención del cáncer de colon: un meta análisis]. *Br J Cancer* 2009;100:611-616.

9   Erickson K.I., Leckie R.L. y Weinstein A.M. "Physical activity, fitness, and gray matter volume" [Actividad física, aptitud física y volumen de la materia gris]. *Neurobiol Aging* 2014;35:S20-S28.

10   Blumenthal J.A., et al. "Exercise and pharmacotherapy in the treatment of major depressive disorder" [Ejercicio y farmacoterapia en el tratamiento del trastorno depresivo mayor]. *Psychosom Med* 2007;69(7):587-596.

11   Naci H. y Ioannidis J.P. "Comparative effectiveness of exercise and drug interventions on mortality outcomes: metaepidemiological study" [Comparación de efectividad de intervenciones con fármacos y ejercicio en desenlaces de mortalidad: un estudio metaepidemiológico]. *BMJ* 2013;347:f5577.

12   Pimlott N. "The miracle drug" [El medicamento milagroso]. *Can Fam Physician* 2010;56(5):407

13   Lee I.M., et al. "Effect of physical inactivity on major non-communicable diseases worldwide: an analysis of burden of disease and life expectancy" [Efecto de la inactividad física en las principales enfermedades no comunicables a nivel mundial: un análisis de la carga de la enfermedad y la expectativa de vida]. *The Lancet* 2012;380(9838):219-229.

14   Haskell W.L., et al. "Physical activity and public health: updated recommendation for adults from the American College of Sports Medicine and the American Heart Association" [Actividad física y salud pública: recomendación actualizada de la Academia Americana de Medicina Deportiva y la Asociación Americana del Corazón]. *Circulation* 2007;116:1081-1093.

15   O'Donovan G., et al. "The ABC of physical activity for health: a consensus statement from the British Association of Sport and Exercise Sciences" [El ABC de la actividad física en la salud: una declaración de concenso de la Asociación Británica del Deporte y la Ciencia del Ejercicio]. *J Sports Sci* 2010;28(6):573-591.

16   Haskell W.L., et al. "Physical activity and public health: updated recommendation for adults from the American College of Sports Medicine

and the American Heart Association" [Actividad física y salud pública: recomendación actualizada de la Academia Americana de Medicina Deportiva y la Asociación Americana del Corazón]. *Circulation* 2007;116:1081-1093.

17   Grøntved A. y Hu F.B. "Television viewing and risk of type 2 diabetes, cardiovascular disease, and all-cause mortality. A meta-analysis" [Tiempo dedicado a ver televisión y riesgo de diabetes tipo 2, enfermedad cardiovascular y mortalidad por todas las causas. Un meta análisis], *JAMA* 2011;305(23):2448-2455.

18   Lee I.M., et al. "Effect of physical inactivity on major non-communicable diseases worldwide: an analysis of burden of disease and life expectancy" [Efecto de la inactividad física en las principales enfermedades no transmisibles a nivel mundial: un análisis de la carga de la enfermedad y la expectativa de vida]. *The Lancet* 2012;380(9838):219-229.

19   Banks W.A., et al. "Serum leptin levels as a marker for a syndrome X-like condition in wild baboons" [Niveles séricos de leptina como un marcador de una condición semejante al síndrome X en babuinos silvestres]. *J Clin Endocrinol Metab* 2003;88:1234-1240.

20   O'Keefe, J.H., et al. "Exercise like a hunter-gatherer: a prescription for organic physical fitness" [Hacer ejercicio como un cazador-recolector: una receta para ponerse en forma]. *Prog Cardiovasc Dis* 2011;53: 471-479.

21   Wood P.A. *How Fat Works* [Cómo Funciona la Grasa] (Harvard University Press, 2009), 9, 167.

22   RoBerts C.K. y Barnard R.J. "Effects of exercise and diet on chronic disease" [Efectos del ejercicio y la dieta en la enfermedad crónica]. *J Appl Physiol* 2005;98:3-30.

23   Wadden T.A., et al. "Lifestyle modification for obesity: new developments in diet, physical activity, and behavior therapy" [Modificación de estilo de vida para la obesidad: nuevos desarrollos en la dieta, la actividad física y la terapia conductual]. *Circulation* 2012;125:1157-1170.

24   Hagan D.H., et al. "The effects of aerobic conditioning and/or caloric restriction in overweight men and women" [Los efectos del acondicionamiento aeróbico y/o la restricción calórica en hombres y mujeres con sobrepeso]. *Med Sci Sports Exerc* 1986;18(1):87-94.

25   Wu T., et al. "Long-term effectiveness of diet-plus-exercise interventions vs. diet-only interventions for weight loss: a meta-analysis" [Efectividad a largo plazo de intervenciones de dieta y ejercicio en comparación a intervenciones de dieta solamente: un meta análisis]. *Obes Rev* 2009;10(3):313-323.

26   Wadden T.A., et al. "Lifestyle modification for obesity: new developments in diet, physical activity, and behavior therapy" [Modificación de estilo de vida para la obesidad: nuevos desarrollos en la dieta, la actividad física y la terapia conductual]. *Circulation* 2012;125:1157-1170.

27   Jakicic J.M. y Rogers R.J. "The importance of physical activity for losing weight, maintaining weight, and preventing weight gain" [La importancia de la actividad física para perder peso, mantener el peso y prevenir el aumento de

peso]. *President's Council on Physical Fitness and Sports Research Digest*, junio de 2013. Disponible en: https://www.presidentschallenge.org/informed/digest/docs/201306digest.pdf (consultado el 12 de agosto de 2015).

28　Vissers D., et al. "The effect of exercise on visceral adipose tissue in overweight adults: a systematic review and meta-analysis" [El efecto del ejercicio en el tejido adiposo visceral en adultos con sobrepeso: un meta análisis]. *PLoS One* 2013;8(2):e56415.

29　Willis L.H., et al. "Effects of aerobic and/or resistance training on body mass and fat mass in overweight or obese adults" [Efectos de entrenamiento aeróbico y/o de resistencia en la masa corporal y adiposa en adultos con sobrepeso u obesos]. *J Appl Physiol* 2012;113:1831-1837. Véase también: Jakicic J.M. y Rogers R.J. "The importance of physical activity for losing weight, maintaining weight, and preventing weight gain" [La importancia de la actividad física para perder peso, mantener el peso y prevenir el aumento de peso]. *President's Council on Physical Fitness and Sports Research Digest*, junio de 2013. Disponible en: https://www.presidentschallenge.org/informed/digest/docs/201306digest.pdf (consultado el 12 de agosto de 2015).

Capítulo Diez

1　Mischel W., et al. ""Willpower" over the life span: decomposing self-regulation" ["Fuerza de voluntad" a lo largo de la vida: descomponiendo la autorregulación]. *Soc Cogn Affect Neurosci* 2011;6(2):252-256.

2　Schlam T.R., et al. "Preschoolers' delay of gratification predicts their body mass 30 years later" [La postergación de la gratificación en preescolares predice la masa corporal 30 años después]. *J Pediatr* 2013;162(1):90-93.

3　Moffitt T.E., et al. "A gradient of childhood self-control predicts health, wealth, and public safety" [Un gradiente de autocontol en la niñez predice la salud, la riqueza y la seguridad pública]. *Proc Natl Acad Sci USA* 2011;108(7):2693-2698.

4　Duckworth A.L. "The significance of self-control" [La importancia del autocontrol]. *Proc Natl Acad Sci USA* 2011;108(7):2639-2640.

5　Grave R.D., et al. "Major factors for facilitating change in behavioral strategies to reduce obesity" [Factores principales para facilitar la modificación de conducta en estrategias conductuales para reducir la obesidad]. *Psychol Res Behav Manag* 2013;6:101-110. Véase también: Foster G.D., Makris A.P. y Bailer B.A. "Behavioral treatment of obesity" [Tratamiento conductual de la obesidad]. *Am J Clin Nutr* 2005;82(supl):230S-235S.

6　Maruta T., et al. "Optimists vs pessimists: survival rate among medical patients over a 30-yeal period" [Optimistas en comparación a pesimistas: tasa de supervivencia en pacientes médicos a los largo de 30 años]. *Mayo Clin Proc* 2000;75:140-143.

7　Carver C.S., Scheier M.F. y Segerstrom S.C. "Optimism" [Optimismo]. *Clin Psychol Rev* 2010; 30(7):879-889.

8　Gable S.L. y Haidt J. "What (and why) is positive psychology?" [¿Qué (y por qué) es la psicología positiva?]. *Rev Gen Psychol* 2005;9(2):103-110.

9   Seligman M.E. "*Learned Optimism*" [Aprenda Optimismo] (Vintage Books, 2006) 4-5, 44-50.

10   Carver C.S., Scheier M.F. y Segerstrom S.C. "Optimism" [Optimismo]. *Clin Psychol Rev* 2010;30(7):879-889

11   Adams C.E. "Promoting self-compassionate attitudes toward eating among restrictive and guilty eaters" [Promoviendo actitudes de autocompasión en comedores restrictivos que se culpabilizan]. *J Soc Clin Psychol* 2007;26(10):1120-1144.

12   Johnson F., Pratt M. y Wardle J. "Dietary restrait and self-regulation in eating behavior" [Restricción dietaria y autoregulación en la conducta alimentaria]. *Int J Obes* 2012;36:665-674.

13   Ellis A. y Harper R.A. "*A Guide to Rational Living*" [Una Nueva Guía para una Vida Racional] (Wilshire Book Company, 1997), 199.

14   Benson H. "*The Relaxation Response*" [La Respuesta de Relajación] (Harper, 2001), 8-9, 52.

15   *Ibid*, 47-53.

16   Harvard Mental Health Letter. Why stress causes people to overeat" [Por qué el estrés causa que la gente coma de más]. *Harvard Health Publications*, primero de febrero de 2012. Disponible en: http://www.health.harvard.edu/newsletter_article/why-stress-causes-people-to-overeat (consultado el 15 de agosto de 2015)

17   Liston C., McEwen B.S. y Casey B.J. "Psychosocial stress reversibly disrupts prefrontal processing and attentional control" [El estrés psicosocial interrumpe de forma reversible el procesamiento prefrontal y el control atencional]. *Proc Natl Acad Sci USA* 2009;106(3):912-917.

18   Hofmann W.H., Schmeichel B.J. y Baddeley A.D. "Executive functions and self-regulation" [Funciones ejecutivas y autocontrol]. *Trends Cogn Sci* 2012;16(3):174-180.

19   Funahashi S. "Neuronal mechanisms of executive control by the prefrontal cortex" [Mecanismos neuronales de control ejecutivo por la corteza prefrontal]. *Neurosci Res* 2001;39(2):147-165.

20   Heatherton T.F. y Wagner D.D. "Cognitive neuroscience of self-regulation failure" [Neurociencia cognitiva del fallo autoregulatorio]. *Trends Cogn Sci* 2011;15(3):132-139.

21   Benson H. "*The Relaxation Response*" [La Respuesta de Relajación] (Harper, 2001), 53.

22   Davis M., Eshelman E.R. y McKay M. "*The Relaxation & Stress Reduction Workbook*" [El Cuaderno de la Relajación y la Reducción de Estrés] (New Harbinger Publications, 2008), 27-40

23   Keng S.L., Smoski M.J. y Robins C.J. "Effects of mindfulness on psychological health: a review of empirical studies" [Efectos de la atención plena en la salud psicólogica: una revisión de estudios empíricos]. *Clin Psychol Rev* 2011;31(6):1041-1056.

24 Willcox D.C., et al. "Caloric restriction and human longevity: what can we learn from the Okinawans?" [Restricción calórica y longevidad humana: ¿qué podemos aprender de los habitantes de Okinawa?]. *Biogerontology* 2006;7(3):173-177.

25 Rozin P. "Attitudes to food and the role of food in life in the U.S.A., Japan, Flemish Belgium and France: possible implications for the diet-health debate" [Actitudes hacia el alimento y el rol de la comida en Estados Unidos, Japón, Flandes y Francia: posibles implicaciones para el debate dieta-salud]. *Appetite* 1999;33:163-180.

26 (No se mencionan autores). "Mindful eating 101. Harness the powerful mind-body connection for healthy eating" [Comer con atención plena 101. Utiliza la poderosa conexión cuerpo-mente para comer saludable]. *Harv Mens Health Watch*, enero de 2013;17(6):5.

27 Gordinier J. "Mindful eating as food for thought" [Comer con atención plena como alimento para la mente]. *The New York Times*, 7 de febrero de 2012.

Capítulo Once

1 Martín-Ramiro J.J., Álvarez-Martín E. y Gil-Priero R. "Mortalidad atribuible al exceso de peso en España". *Med Clin* 2013;142(12):526-530.

2 Wang M., et al "Association between sugar-sweetened beverages and type 2 diabetes: a meta-analysis" [Asociación de la diabetes con las bebidas azucaradas: un meta-análisis]. *J Diabetes Investig* 2015;6(3):360-366.

3 Wang Z., et al. "Fruit and vegetable consumption and mortality from all causes, cardiovascular disease, and cancer: systematic review and dose-response meta-analysis of prospective cohort studies" [Consumo de frutas y vegetales y mortalidad por todas las causas, enferemedad cardiovascular y cáncer: revisión sistemática y meta-análisis dosis-respuesta de estudios prospectivos de cohorte]. *BMJ* 2014;349:g4490.

4 O'Donovan G., et al. "The ABC of physical activity for health: a consensus statement from the British Association of Sport and Exercise Sciences" [El ABC de la actividad física en la salud: una declaración de concenso de la Asociación Británica del Deporte y la Ciencia del Ejercicio]. *J Sports Sci* 2010;28(6):573-591.

5 Gollwitzer P.M. "Implementation intentions. Strong effects of simple plans" [Intenciones de implementación. Efectos fuertes de planes simples]. *Am Psychol* 1999;54(7):493-503.

6 Brandstätter V., Lengfelder A. y Gollwitzer P.M. "Implementation intentions and efficient action initiation" [Intenciones de implementación e iniciación eficiente de la acción]. *J Pers Soc Psychol* 2001;81(5):946-960. Véase también: Kreausukun P., et al. "Planning and self-efficacy can increase fruit and vegetable consumption: a randomized controlled trial" [La planificación y la autoeficacia pueden incrementar el consumo de frutas y vegetales: un ensayo clínico aleatorizado]. *J Behav Med* 2012;35:443-451.

7 de Vet E., Oenema A. y Brug J. "More or better. Do the number and specificity of implementation intentions matter in increasing physical activity?" [Más

o mejor. ¿Importan el número y la especificidad de las intenciones de implementación en el incremento de la actividad física?]. *Psychol Sport Exerc* 2011;12:471-477.

8   Adriaanse M.A., et al. "When planning is not enough: fighting unhealthy snacking habits by mental contrasting with implementation intentions (MCII)" [Cuando la planificación no es suficiente: combatiendo los hábitos de merienda poco saludables con el contraste mental con intenciones de implementación (MCII, por sus siglas en inglés)]. *Eur J Soc Psychol* 2010;40:1277-1293. Véase también: Stadler G., Oettingen G. y Gollwitzer P.M. "Intervention effects of information and self-regulation on eating fruits and vegetables over two years" [Efectos de una intervención de información y autoregulación en el consumo de frutas y vegetales a lo largo de dos años]. *Health Psychol* 2010;29(3):274-283.

9   Jakubowicz D., e t al. "High caloric intake at breakfast vs. dinner differentially influences weight loss of overweight and obese women" [Alta ingesta de calorías en el desayuno en comparación a la cena influye de forma diferente en la pérdida de peso de mujeres con sobrepeso u obesas]. *Obesity* 2013;21(12):2504-2512.

10   Garaulet M. y Gómez-Abellán P. "Timing of food intake and obesity: a novel association" [Momento de la ingesta del alimento y obesidad: una asociación novedosa]. *Physiol Behav* 2014;134:44-50.

Capítulo Doce

1   McGinnis J.M. y Foege W.H. "Actual causes of death in the United States" [Causas reales de muerte en los Estados Unidos]. *JAMA* 1993;270(18):2207-2212.

2   Mokdad A.H., et al. "Actual causes of death in the United States, 2000" [Causas reales de muerte en los Estados Unidos, 2000]. *JAMA* 2004;291(10):1238-1245.

3   World Health Organization (WHO). "Noncommunicable diseases prematurely take 16 million lives annually, WHO urges more action" [Las enfermedades no transmisibles provocan 16 millones de muertes prematuras anualmente, la Organización Mundial de la Salud insta tomar más acción]. *World Health Organization*, 19 de enero de 2015. Disponible en: http://www. who.int/mediacentre/news/releases/2015/noncommunicable-diseases/en/ (consultado el 15 de agosto de 2015).

4   Franklin B.A. y Cushman M. "Recent advances in preventive cardiology and lifestyle medicine: a themed series" [Avances recientes en la cardiología preventiva y en la medicina de estilo de vida: una serie temática]. *Circulation* 2011;123:2274-2283. Véase también: Sagner M., et al. "Lifestyle medicine potential for reversing a world of chronic disease epidemics: from cell to community" [Potencial de la medicina de estilo de vida para revertir un mundo de epidemias de enfermedades crónicas: de la célula a la comunidad]. *Int J Clin Pract* 2014;68(11):1289-1292.

5   Hawley J.A. y Gibala M.J. "What's new since Hippocrates? Preventing type 2 diabetes by physical exercise and diet" [¿Qué hay de nuevo desde Hipócrates? Previniendo la diabetes tipo 2 con ejercicio y dieta]. *Diabetologia* 2012;55:535-

539.

6   Katz D.L. y Meller S. "Can we say what diet is best for health?" [¿Podemos
     decir cuál dieta es mejor para la salud?]. *Annu Rev Public Health* 2014;35:83-
     103.

7   Barański M., et al. "Higher antioxidant and lower cadmium concentrations and
     lower incidence of pesticide residues in organically grown crops: a systematic
     literature review and meta-analysis" [Altos niveles de antioxidantes, bajas
     concentraciones de cadmio y más baja incidencia de residuos de pesticidas en
     cultivos orgánicos: una revisión sistemática de la literatura y meta-análisis].
     Br J Nutr 2014;112:794-811. Véase también: Benbrook C.M., et al. "Organic
     production enhances milk nutritional quality by shifting fatty acid composition:
     a United States-wide, 18-month study" [La producción orgánica mejora la
     calidad nutricional de la leche al cambiar la composición del ácido graso: un
     estudio de 18 meses en todo Estados Unidos]. *PLoS One* 2013;8(12):e82429

8   Dernini S. y Berry E.M. "Mediterranean diet: from a healthy to a sustainable
     dietary pattern" [Dieta mediterránea: de patrón dietario saludable a sostenible].
     Front Nutr 2015;2(15). doi: 10.3389/fnut.2015.00015.

ÍNDICE

.

www.ingramcontent.com/pod-product-compliance
Lightning Source LLC
Chambersburg PA
CBHW060333200326
41519CB00011BA/1928